功夫推拿

脊椎复位

熏蒸疗法

五种濒临消亡的
非药物脊柱调理技术

主编　刘剑锋　王柳青

药烫疗法

整形复位

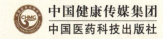

中国健康传媒集团
中国医药科技出版社

内 容 提 要

脊柱调理，主要作用于脊背部督脉、膀胱经各穴位，以及华佗夹脊穴、经外奇穴等，以激发和振奋体内的阳气，令阳气旺盛，促进气血运行，从而调治内部脏腑和背部局部疾病，达到强身健体、延年益寿、养生保健的效果。本书系统地介绍了五种调理脊柱的非药物中医特色诊疗技术，不仅介绍了推拿、药烫、熏蒸等具体操作方法，还结合了治疗案例，适合相关专业中医医师和中医爱好者参考阅读。

图书在版编目（CIP）数据

五种濒临消亡的非药物脊柱调理技术 / 刘剑锋，王柳青主编 . — 北京：中国医药科技出版社，2018.11

ISBN 978-7-5214-0441-8

Ⅰ.①五… Ⅱ.①刘…②王… Ⅲ.①脊柱病—中医疗法 Ⅳ.① R274.915

中国版本图书馆 CIP 数据核字（2018）第 211041 号

美术编辑 陈君杞
版式设计 锋尚设计

出版 中国健康传媒集团｜中国医药科技出版社
地址 北京市海淀区文慧园北路甲 22 号
邮编 100082
电话 发行：010-62227427 邮购：010-62236938
网址 www.cmstp.com
规格 710×1000mm ¹/₁₆
印张 12¹/₂
字数 200 千字
版次 2018 年 11 月第 1 版
印次 2024 年 4 月第 2 次印刷
印刷 北京印刷集团有限责任公司
经销 全国各地新华书店
书号 ISBN 978-7-5214-0441-8
定价 45.00 元

编委会

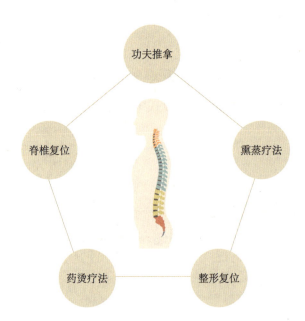

功夫推拿

脊椎复位

熏蒸疗法

药灸疗法

整形复位

代 序

"这种损失，是整个国家的"
——从一位民间中医故去说起

人民政协报 2015年9月23日 第05版

作者：刘喜梅

采访中国中医科学院刘剑锋教授时，他要求先讲述一个关于民间中医的故事。

民间中医也有"独门绝学"

那是在2010年秋天，刘剑锋接到老家一位程姓朋友的电话，请他到北京香山的杏林苑来一趟，以帮忙鉴定一下他们所找的民间中医的水平。

原来，这位肥胖的程先生身患严重的腰椎间盘突出症，不能坐立已经4月有余，卧床也需要两人搀扶。在当地省中医院医治无效又分别转诊到北京的两大医院，均效果不佳。无奈之下，程先生抱着试试看的态度经人介绍找到一位民间老中医。虽然决定试试，但程先生对该中医的"能耐"还是半信半疑。所以，把同为中医的刘剑锋找来验证一下，该民间中医究竟是有"独门绝学"还是江湖骗子。

其实，这位杜姓老中医是一位部队退休干部，行医并不是他的主要工作。只是年轻时他曾经跟随一位民间中医学习过系统的中医手法治疗，在治疗颈椎病、腰椎间盘突出症等方面效果显著，他还因此做过第四军医大学的工农兵学员。

作为中国中医科学院的干部特需门诊专家，刘剑锋行医多年，对中医的各种疗法也大都有所耳闻。不过杜老为程先生施行的按摩治疗手法，他以前从未见过。半小时后，程先生自我感觉良好，要求站起来试试，无碍。于是跟大家同坐一桌吃饭，饭后又散步一小时，也没问题。又经两次巩固之后，程先生的病症已经基本痊愈。杜老告诉刘剑锋，如果骨头没有损伤，像程先生之类的疾病三次手法治疗就能基本痊愈。

感叹于杜老手法治疗的神奇，20几天后，刘剑锋与杜老相约，带几位腰椎间盘突出症的患者前往杜老家中请他会诊。约定的时间是下午五点半，结果五点钟赶到杜老家的小区时，从杜老老伴的电话中得知，杜老已于半小时前突发心肌梗死去世。

多项中医技术和手法濒临失传

杜老的离世，让刘剑锋很受打击。杜老师承民间中医，他没有专业行医，也没有将自己的医术传于后人，他的离去，就代表着又一种中国民间中医技术的消失。这种损失，是整个国家的。

更让刘剑锋焦虑的是，这种悲剧，每年都在重复上演。刘剑锋的另一个身份，是中国中医科学院医史文献所民间传统医药研究室主任，因而挖掘并保护民间中医，也是他行医20余年来一直在专注的事情。对刘剑锋而言，对民间传统医药尤其是传统中医的挖掘和保护已经到了"时不我待"的地步。

"民间中医药是中医药的重要组成部分，在一定程度上可以说是中医药产生和发展的源头。比如我们熟知且在国际上认可度较高，用于治疗白血病的三氧化二砷中医药，以及云南白药、片仔癀、三九胃泰等中医药均出自于民间。但近些年由于保护不善，中医药的特色诊疗技术、方法都濒临着失传。"刘剑锋遗憾地向记者表示。

"中医药源自民间，中医药的许多理论和知识是在民间积累起来的，然后才从民间逐步走向殿堂、走向课堂、走向院所。所以我们的当务之急，就是尽快到民间去搜集这些即将失传的民间医药知识和技术，然后加以总结和利用。"刘剑锋如此呼吁。其实，不只是刘剑锋持有这样的观点。2012年11月，国家中医药管理局局长王国强在中国医史文献所成立30周年大会上也曾指出，一定要重视民间医药的调查研究、抢救挖掘。不要因为我们穿上皮鞋就忘记穿草鞋的了，别忘了我们也是穿着草鞋走过来的。

"但是目前我们对民间中医及其知识、文献的整理、筛选做得远远不够。"据刘剑锋介绍，新中国刚成立时，我国居民每万人拥有6名中医师，而现在这个数据缩小了一半，变为了3/10000。"这固然和增加了不少西医有关，但更重要的原因其实是由于国家层面对中医西化的管理，这其中又以1999年开始实施的执业医师法为拐点。"

执业医师法的实施成为拐点，是因为在我国，民间中医师几乎无外乎依靠师承、家传、自学（包括久病成医）这几种途径。不管是哪种途径，没有经过系统的医学院教育的民间中医们，要通过标准化的执业医师资格考试的可能性都微乎其微。而没有执业医师证书的中医们要继续行医，就是非法行医，一大批民间中医师因而陷入发展的绝境。

"需要说明的是，指出执业医师法的实施给民间中医发展带来的困境，并不是否认国家的执业医师制度，而是希望国家在政策层面能对民间中医做适度的倾斜，根据中国中医师的实际发展状况制定一些可以操作的执业标准。毕竟，历史上千百年的时间都是这些民间中医在守护着中国人的健康。"刘剑锋如此建议。多年来他也一直如此呼吁，并获得了国家层面的支持。

提升中医核心竞争力的重要手段

2011年5月，中国中医科学院的《民间中医特色诊疗技术整理研究》课题正式启动，这是中国中医科学院历史上第一个有关民间中医药的国家立项课题。该课题旨在通过调研，收集民间中医药的特色诊疗技术与方药，从而逐步开展系统的民间中医药整理研究和推广工作。课题的负责人，正是刘剑锋。

"为什么要做这个课题呢，因为特色诊疗技术是中医核心竞争力的主要体现。比如中医诊脉，可以诊断许多疾病，西医只是用来看心跳次数；中医针刺即可达到治疗目的，西医扎针只是给药的一个手段。再比如医书经典上没有记载的手诊、耳诊等诊疗手段，实践却证明其有较大的诊断价值，疗效经常会使人目瞪口呆；很多特殊典籍和教科书上没有的针刺、艾灸、拔罐、刮痧等方法，在社会实践中也行之有效。我认为，如果能够将这些中医特色诊疗技术挖掘、整理、研究和推广，将会大大增强中医的核心竞争力，提升中医药的服务能力。"刘剑锋强调。

这也是一个让刘剑锋骄傲且倍感欣慰的课题。自课题启动至今，由全国各县卫生局上报的特色诊疗项目已经有5000余个，下一步课题组将对这些项目分门别类地做进一步的挖掘和整理。

"如果我们将这些特色诊疗项目能够整理出来50个加以传承推广，对于国人的健康而言都是莫大的贡献。这些手段一般是非药物、无侵入的治疗方式，其安全、有效、经济、舒适，优势是不是显而易见？"刘剑锋反问记者。

不过刘剑锋多少还是有些遗憾。"仅仅凭借一两个课题对民间中医的挖掘和保护所能承载的力量终究还是杯水车薪，民间中医毕竟是属于一个国家的财富，它还需要更多人关注和了解，尤其是国家层面更多渠道和更大力度的支持。"

功夫推拿

脊椎复位

熏蒸疗法

药烫疗法

整形复位

挖掘中医特色诊疗技术，提升中医药服务能力

中医学是具有深厚人文知识底蕴的医学，它与现代西医学从不同层次和视角去认识人体生理、病理的变化。中医学重视天人合一、整体观念、辨证论治等，认为人与自然应该和谐共生，人体的生理功能一般能适应自然界的变化，人是一个有机整体，以脏腑为中心，以经络连通皮肉筋骨、四肢百骸。在疾病诊治中采用四诊合参的方法，从病因、病位及病程等方面审证求因，据此辨识证候，进而因人、因时、因地而制宜，主要利用人体自身和自然界现有物质对身体进行调理。

在此生命观、疾病观、健康观的认知下，产生了丰富多彩的诊断和治疗方法，如望、闻、问、切、导引、按蹻、灸炳、药物等。

由于历史和文化等复杂的原因，导致社会上对中医诊疗方法的认识本末倒置，如传统中医诊法依次为望、闻、问、切。其中望而知之谓之神，而脉诊仅是切诊的一种，排在第4位，但现在去看中医几乎都会首先伸出手——脉诊。治疗方法有导引、按蹻、灸炳、药物等，丰富多彩，药物疗法仅排在末位，现今但凡看中医的基本都会去中药房拿几服中药来吃。药物本身来说有内服、外用，而且还有多种剂型，仅《本草纲目》中就有40多种中药剂型，但现在中医临床上几乎以汤剂为主，本末倒置。不摸脉、不开汤药，似乎就没有看中医，全部本末倒置！并非脉诊、汤剂不好，而是不够。

随着中国综合国力的强大，中医药已经传播到183个国家和地区，在中国国内，无论是党和国家领导人还是普通百姓，相信中医的不低于70%，但使用中医的仅不到20%，这其中原因复杂。从技术层面看，服务能力不够、不能满足社会需求是重要原因之一。中医非药物的"一招鲜"特色诊疗技术，是中医的优势，很受社会欢迎，但挖掘、推广得不够。

继承、创新发展中医药主要依靠三个方面：历代保留下来的中医古籍，现代名老中医的经验，民间通过师承、家传、自学等传承下来的传统医药。前两者，对于历代古籍，政府已经有计划地在组织挖掘、整理、利用，现代名老中医的经验继承

工作也已经做得有声有色，而民间（包括民族）传统医药的整理研究工作相对来说还比较薄弱，再加上受现代西方文化、法律等的冲击，许多行之有效的民间传统医药已近濒临灭绝的境地。

中医药来自民间，民间的实践是中医药产生、发展、壮大的土壤，继承、创新发展中医药一定不能忽视民间中医药这一源头。

纵观中医的发展历史，中医学的发展是在民间实践经验的基础上，由具有文化、思想的医者加工、整理而逐步形成、发展而来的，即所谓：实践、认识、再实践、再认识！

因此，民间对中医的临床实践经验是我们科研中重要、鲜活的原始资料。本书收集了5种濒临消亡的脊柱调理技术，在观察临床小样本取得较好疗效的基础上，进行相应的古籍、文献相关研究，进而开展随机、双盲、对照、多中心、大样本的临床研究，并进一步开展相关机制的实验研究，以及标准化等现代研究，为临床提供良好的技术和方法，提高中医药的服务能力，更好地为人类健康服务，这是件具有极大意义的事情。

将开展"中医研究"即研究中医自身规律，与"研究中医"即用现代科学技术和方法去研究中医，两者有机地结合起来；将民间中医鲜活的实践与相关古籍文献结合起来；以临床实践为基础，以服务临床为方向开展研究工作，具有一定的研究特色，是我个人对开展中医研究工作的一点经验。

在民间传统医学鲜活实践的基础上，发挥中医古籍文献资源的优势，开展临床研究、实验研究、标准化等现代研究工作，为临床提供安全有效的方法，是中医科研的基本方向。

世界卫生组织认为：传统医学被人们认可，在于临床效果的肯定，而其中的关键在于研究方法的科学性和合理性！应该是人们对传统医学的一般评价标准！

希望更多的学院派中医及科技界其他学术领域的同仁，团结民间确有疗效的传统中医，对中医传统诊疗技术开展相关的文献、临床、实验、标准化等现代研究工作，发展中医、创新中医，让中医的优良方法为更多的人服务，进而为人类健康服务，这将是一件功德无量的事情！

刘剑锋
2018年仲夏
写于北京华天大厦1008室

目录

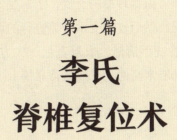

第一篇

李氏
脊椎复位术

技术持有人李可珍简介

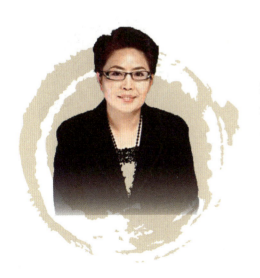

　　李可珍，1963年生于山东德州。中医脊椎复位非物质文化遗产传承人，中国老年保健医学研究会中医保健技术分会委员，中医整脊正骨师，康复科医师。

　　通过30多年临床案例的积累和对中医学的独特钻研，全面传承了李氏脊椎复位术的推、按、拿等手法，并结合中医及现代医学的理论独创"李氏脊椎复位"理论，为中医学的整脊复位事业做出了独特的贡献。

一、颈椎复位操作

（一）准备工作

施术者与受术者做调理前的交流，了解受术者的既往病史及现病史，全面了解受术者的身体状况，然后告知受术者需进行的调理项目及注意事项。

诊疗前施术者洗手清洁，衣着宽松、大方、得体。受术者调整呼吸，全身放松，端坐于40~50厘米高的凳子或低背靠椅上。

（二）颈椎复位的手法操作

1. 诊断

施术者站于受术者对面，以手触受术者的胸锁乳突肌、颈椎及周围软组织，根据脊椎的生理排列序列，通过眼观、手摸和心会，判断出受术者脊椎错位的病理情况，然后根据触诊检查的结果制定诊疗方案，也可采用X光片检查断定受术者的病情，将X光和触诊的结果相互对比印证，相互补充，令诊断结果更加确切。

2. 颈椎调理手法操作步骤

（1）椎体左右旋转错位

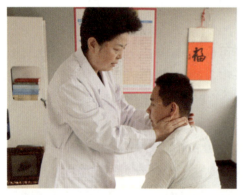 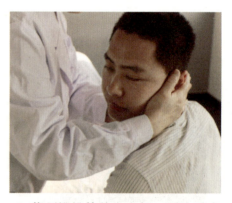

1 受术者放松，正坐于40~50厘米高的凳子或低背靠椅上，施术者站于受术者对面，左脚向左前方30度站立。

2 若颈椎椎体偏向右侧，则让受术者头偏向左侧，施术者左手顶住受术者偏歪的棘突，右手固定患者头部。施术者重心下沉，气沉丹田，重心放于两脚之间。

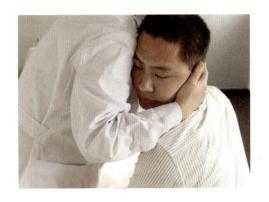

3 施术者双手用夹挤法轻轻旋转患者头部，例如左手掌根抵住第三棘突偏歪的地方，右手掌根抵住第四棘突，双手同时向内压，用力推按棘突，使偏歪的棘突恢复至原位。如此操作，把颈椎各个椎体均检查调理一遍。

施术时，施术者应以持久、有力、均匀、柔和、渗透的力度调整受术者偏歪的棘突，切不可突然发力，产生"咔擦"的声响。

（2）椎体后凸错位

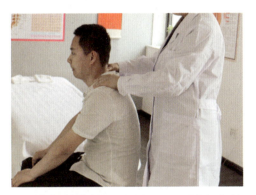

1 受术者放松正坐于40～50厘米高的凳子或低背靠椅上，施术者右腿正对患者脊柱，站于其正后方。

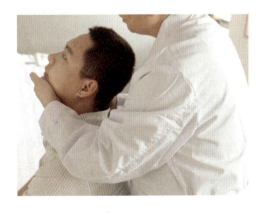

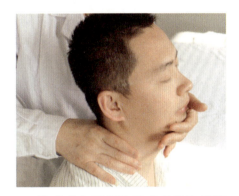

2 施术者左手托住受术者的头部使其向后仰，右手拇指按住患者颈部后凸的脊椎。

3 施术者右手大拇指用力向下推按向后突出的椎体，同时左手托受术者头部向后仰，如此一前一后，使后凸错位的椎体恢复颈椎生理曲度。

施术时，施术者应以持久、有力、均匀、柔和、渗透的力度调整受术者偏歪的棘突，切不可突然发力，产生"咔擦"的声响。

3. 注意事项

① 施术时用力过大，就会有伤及椎骨及软组织的风险，力量过小则达不到复位的目的。因此施术者双手用力大小需根据患者脊椎错位情况而定，严重者力气可稍增大。

② 反复多次施术，易损及错位断端，造成错位处的二次伤害，对愈合有不良影响，而且会给患者带来较多痛苦，故应一次到位。

③ 在正骨过程中，除了运用恰当、正确的手法外，调理动作要果敢、细致，准确而敏捷。

④ 颈椎一节错位容易连带七节都错位，因此要对全颈椎整体检查后再进行手法复位。

（三）复位前后对比

案例一   复位调理前   复位调理后

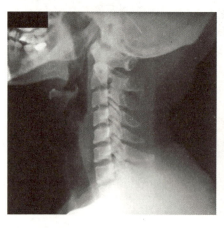 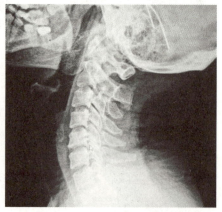

患者调理前头痛头晕、恶心呕吐、颈肩疼痛、上肢麻木无力，经当地医院检查，诊断为颈椎强直，生理曲度消失，并建议手术治疗。因想无创治愈，故进行手法调理，经半小时调理后，头晕立即缓解，颈肩疼痛及手

指麻木感减轻。经3次复查调理后，原症状消失，颈椎生理曲度得以恢复。

调理手法 通过手法对后凸反弓的椎体进行复位矫正，将错位的颈椎椎体恢复至生理状态，接着用拇指按揉天柱、大椎、肩井、天宗、悬钟等穴位5～10次，以通经活络、舒筋止痛。复查调理主要是处理因患者平日养护不当而造成的已复位小关节的再次错位，把再次错位的关节重新复位，复位方法如前。

按语 正常成年人的脊柱自颈椎至骶椎有4个生理性弯曲，即向前凸的颈曲与腰曲，以及向后凸的胸曲与骶曲。从侧面看脊柱呈"S"形弯曲，脊柱的生理性弯曲可使脊柱产生弹性动作，以缓冲和分散身体在运动中对头和躯干产生的震动，故脊柱的弯曲具有生理性保护作用。

颈椎生理曲度变直是颈椎病的前兆。大多由于感受风寒，不避寒湿，枕头高低不适或卧姿不当，头颈部长时间单一姿势，姿势不良或过度疲劳等造成颈椎间盘、突间关节及肌肉、韧带等劳损所致。颈椎生理曲度变直在临床上极为常见，由于症状较轻，可表现为经常落枕，患者往往重视不够，以致反复发作使病情加重。

案例二

复位调理前

复位调理后

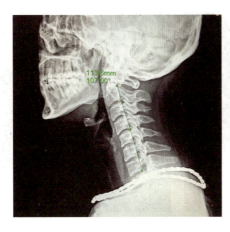 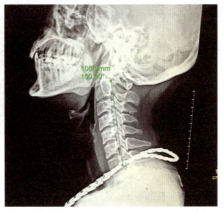

患者颈胸结合部的位置，鼓出一个大包。症见头晕恶心，头部昏沉，思维不清，肩膀疼痛。触诊后诊断为：颈椎错位导致后颈局部软组织粘连僵硬。经过复位调理后，不到半小时，颈后异常隆起消失，头脑清晰，肩膀疼痛立即消失。

调理手法 通过手法对向后凸的椎体进行复位矫正，将错位的颈椎椎体恢复至生理状态，接着用拇指按揉颈部夹脊、大椎、肩井、天宗、悬钟等穴位5~10次，以通经活络、舒筋止痛。

按语 颈椎生理曲度向前凸，胸椎生理曲度向后凸，一前一后，在颈椎7和胸椎1部位形成一个转折。上段胸椎后凸过大或者颈椎前探，势必会引起转折点过弯，造成该处肌肉彭隆，形成所谓的"富贵包"。

对于一部分人来说，颈椎和胸椎生理曲度是正常的，但是也会出现富贵包，这种情况大多是颈胸椎肌肉张力不足引起的，此部分人正常的姿势是肩背前垂，脑部后坠，人为造成转折点曲度过大，一旦挺胸抬头站直后，富贵包就消失了。

从中医学角度来讲，颈后大包的位置即大椎穴的位置，诸阳经汇于大椎穴，因此大椎凸起，气血运行不畅，不能上供于头部，会引起头晕、头疼、失眠、健忘等症状。同时会造成左右肩血脉不通，导致手部麻木、肩部肌肉劳损，增加患肩周炎等疾病的风险。

案例三

复位调理前	复位调理后

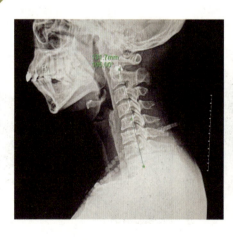
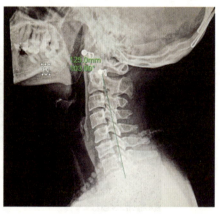

患者调理前头晕、恶心，睡眠质量欠佳，肩颈紧绷。在医院诊断为颈椎反弓、椎动脉型颈椎病。触诊后诊断为颈椎后凸错位。一次手法调理后，头晕、恶心等症状随即消除，肩颈立马得到放松，睡眠质量得以改善。

调理手法 双手掌根放于颈部两侧，放松斜方肌和胸锁乳突肌。通过手法对向后凸的椎体进行复位矫正，将错位的颈椎椎体恢复至生理状态，接着用拇指按揉百会、大椎、肩井、天宗等穴位5～10次，以促进血液循环。

按语 椎动脉型颈椎病是颈椎病中较少见（约占2%）的一种分型，是由于椎动脉受到压迫或刺激，引起功能失调、脑部供血不足而产生的一系列症状。椎动脉型颈椎病患者早期症状多不明显，随着病情的发展，可能出现多种症状，其中最常见的便是头晕、恶心。椎动脉型颈椎病患者出现头晕症状是由于患者在进行颈部伸展或者旋转的时候，出现了体位改变，患者出现恶心症状则多伴随头痛症状。

案例四

复位调理前   复位调理后

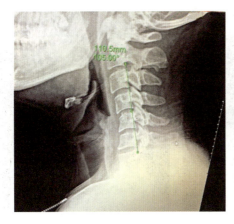 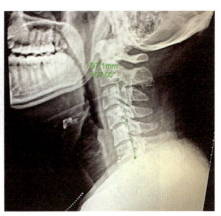

经医院诊断，患者为颈椎反弓，情况较为严重，建议手术。患者自觉面部及左侧手臂时常麻木，酒后无知觉，睡眠质量差。经过脊椎复位调理半小时左右，症状即刻消失，立刻感觉头脑清晰，脸部抓捏有疼痛感，颈部放松，且调理过程中明显感觉到有两股热流自颈部流到手臂，麻木症状也随即消失。

调理手法 双手掌根放于颈部两侧，放松颈后（棘突、椎板、关节突）肌群和颈前肌群（横突前结节、颈长肌、头长肌），拉伸颈前肌群，强化颈后肌群。然后通过手法对后凸的椎体进行复位矫正，将错位的颈椎椎体恢复至生理状态，并用拇指按揉夹脊、风池、大椎、肩井、天宗等穴位5～10次，以行气活血、舒经通络。

〔按语〕颈肩用力过久的前屈固定姿势导致颈部屈肌痉挛，使维持颈椎生理曲度的肌肉失调，力量失衡，颈椎出现代偿性反弓状态。如果反弓状态严重，牵拉扭曲椎动脉，使颈动脉血流速度下降而导致供血不足，就会出现头晕、恶心、呕吐、肢体麻木等颈椎病的临床症状。颈椎反弓是由维持颈椎稳定的各种因素失衡后结构性调整代偿引起的，但不良应力依然存在，可再度加重颈椎失衡，刺激椎体增生，使颈椎退变发展为功能退变，同时也增加了颈曲恢复、改善症状的难度。

案例五

复位调理前

复位调理后

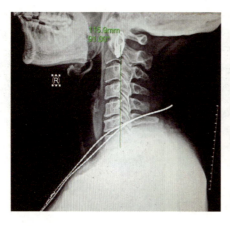
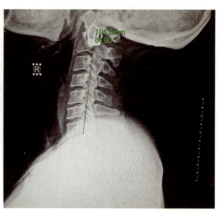

　　患者颈椎病多年，平时经常头晕、头疼、肩膀疼，经复位手法调理后，当天头晕、头疼症状消失，肩颈放松。

〔调理手法〕通过手法对错位的椎体进行复位矫正，将错位的颈椎椎体恢复至生理状态，并用拇指按揉夹脊、风池、大椎、肩井、天宗等穴位5～10次，以行气活血、舒经通络。

〔按语〕颈椎病又称颈椎综合征，是一种以退行性病理改变为基础的疾患。主要由于颈椎长期劳损、骨质增生，或椎间盘脱出、韧带增厚，致使颈椎脊髓、神经根或椎动脉受压，出现一系列功能障碍的临床综合征。表现为椎节失稳、松动，髓核突出或脱出，骨刺形成，韧带肥厚和继发的椎管狭窄等，刺激或压迫邻近的神经根、脊髓、椎动脉及颈部交感神经等组织，引起一系列症状和体征。

案例六

复位调理前　　　　　　　　复位调理后

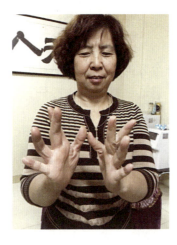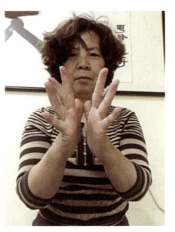

　　受术者右手中指关节肿痛无力，不能伸直，医院诊断为混合型颈椎病，压迫神经根所致，建议手术治疗。经手法复位调理后，受术者自觉手指疼痛减轻，可伸直，且手部力量增进。

调理手法　双手掌根放于颈部两侧，轻轻按揉，放松胸锁乳突肌和斜方肌。然后通过手法对旋转后凸的椎体进行复位矫正，将错位的颈椎椎体恢复至生理状态，并用拇指按揉夹脊、大椎、肩井、天宗等穴位5～10次，以通经活络、舒筋止痛。

按语　混合型颈椎病是由于颈椎软组织病理改变累及颈脊神经根、脊髓颈段、椎动脉或颈交感神经节等结构，且不仅累及一种组织结构，往往可能同时刺激或压迫几种组织结构。椎间盘退变后，椎间隙狭窄，导致椎间孔变窄，神经根受压，窦椎神经亦受压，椎动脉迂曲变形，同时椎体不稳而滑移，黄韧带折叠突入椎管，均使椎管管径变小、脊髓受压，从而早期单发神经根性颈椎病、脊髓型颈椎病、交感型颈椎病或椎动脉型颈椎病，后期则四种类型混合出现，从而形成混合型颈椎病。

关于颈部调理的说明

颈部调理的操作可以根据患者的病情和体质，对以上调理方法进行选择性组合。如手臂疼痛，可配合胸椎调理。

（四）颈部调理适应证

以下均为由脊椎错位引起的症状，非脊椎错位所引起的症状不在此调理范围内。

颈部相关适应证以头面五官症状、颈肩背及上肢症状为主，兼有呼吸、消化、泌尿、循环、运动等系统病症。

☑ 眩晕：有自身或周围景物向一个方向旋转的幻觉，身体站立不稳，感觉物体倾斜等。眩晕发作时伴有耳鸣、恶心、呕吐、出冷汗、心悸、四肢冰冷等症状。

☑ 头痛：疼痛部位可位于枕部、枕下部、顶部、颞部、眶周，或一侧偏头痛。常伴眩晕、眼胀、心跳加速、汗出、恶心、呕吐、耳鸣等症状。

☑ 眼部症状：出现眼花、眼痛、眼胀、眼干、视力模糊、视力下降、畏光流泪、黑眼圈、眼睑下垂等症状。

☑ 鼻部症状：出现鼻塞、流清涕或脓涕、鼻痒等症状。

☑ 耳部症状：出现耳鸣、耳聋、听力减退等症状。

☑ 咽部症状：出现咽部异物感、吞咽困难等症状。

☑ 颈肩背及上肢症状：有颈肩背疼痛、麻木等症状。

☑ 循环系统症状：高血压、心律不齐、心前区憋闷疼痛等症状。

☑ 神经系统症状：表现为失眠、面瘫、意识障碍、肢体抽搐、全身性或局限性多汗等症状。

☑ 其他症状：排尿过多或过少、胸闷胸痛、哮喘等。

（五）调理效果

采用本复位术进行调理后，头晕、头疼得到明显改善或消失，头部肩部感觉轻松舒适，手臂酸、胀、麻等感觉均得以缓解或消失，脊柱功能及关节肌肉活动度增强，睡眠质量得以改善，精神状态明显好转，记忆力增强，头脑清晰，肩颈部的僵硬瞬间得到缓解。

（六）颈部调理禁忌证

☒ 骨质钙化或骨质疏松患者

☒ 精神病患者、较重的焦虑、紧张、抑郁症患者

☒ 心肺功能不全、不能俯卧的患者

☒ 急性软组织损伤、有外伤者

☒ 血管瘤、结石及恶性肿瘤患者

☒ 重度过敏、皮肤传染病患者

☒ 妊娠期、月经期的女性患者

☒ 受较大外力挤压导致髓核突出的患者

（七）注意事项

① 调理前向受术者详细介绍操作流程，以取得受术者的配合。

② 调理时根据受术者的病情和体质，选用合适的力度和手法，做到专心致志，手眼并用，尽量使受术者在调理过程中感觉舒适，同时达到调理效果。

③ 调理过程中，受术者不允许接听电话，同时告诉受术者不可以玩手机，配合施术者的调理以提高疗效。

④ 饭后一小时进行调理为宜，空腹或饱食不宜调理。

⑤ 调理当天不宜剧烈运动，受术时需按照施术者的要求来操作。

⑥ 调理结束后或第二天，个别受术者会出现局部酸胀或乏力现象，休息几天会自行缓解。

⑦ 调理以隔日为宜，若体质较弱也可间隔2~3日，每3次为一个疗程，若病情较重者则需进行下一个疗程，疗程间需间隔2~3日。

⑧ 调理结束后，嘱咐受术者注意事项及禁忌动作等。

⑨ 注意避风寒，恢复期肩颈部可以佩戴颈套、围巾、披肩等衣物。

⑩ 调理期间禁止喝酒。

二、胸椎、腰椎复位操作

（一）准备工作

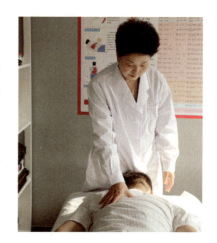

施术者与受术者做调理前的交流，了解受术者的既往病史及现病史，全面了解受术者的身体状况，并告知受术者需进行的调理项目及注意事项。调理前施术者洗手清洁，衣着宽松、大方、得体。受术者调整呼吸，全身放松，平躺于推拿床上。

（二）胸椎、腰椎复位手法操作

1. 诊断

受术者俯卧，施术者站于受术者头部前侧，以手触受术者的胸椎及腰椎，根据疼痛部位找出伤处，根据腰椎的生理排列序列，通过眼观、手摸和心会，判断出受术者腰椎错位的病理情况，根据触诊检查的结果制定诊疗方案，进行调理。也可采用X光片检查断定受术者的病情，把X光和触诊的结果相互对比印证，相互补充，使诊断结果更加确切。

2. 胸椎、腰椎调理手法操作步骤

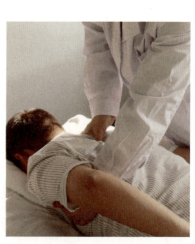

（1）脊椎侧弯和后凸

受术者俯卧于推拿床上，施术者立于按摩床一侧。

施术者左手放在患者腋下，右手拇指按压偏歪棘突的错位处。

施术者左手垂直向上轻抬肩关节，右手向下按压偏歪的棘突，左右手须同时施力，以复正偏

歪的棘突。

（2）胸椎、腰椎侧弯

受术者俯卧于推拿床上，施术者立于头部正上方一侧。

施术者左右手分别顶住患者偏歪的棘突的两边。

双手同时按压偏歪的棘突，例如，左手按压胸椎3的棘突时，右手则需按胸椎4的棘突，两手同时用力以复正偏歪的棘突。施术者依次触诊患者胸椎1～腰椎5，判断椎体的偏歪情况，并依次将椎体推至原位。

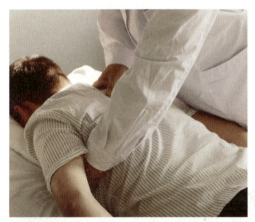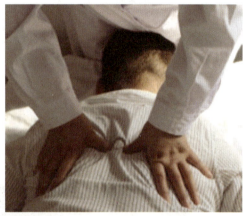

（3）腰椎后凸

受术者俯卧于推拿床上，施术者立于推拿床一侧。

施术者左手护住受术者腰部，右手顶住患者后凸的棘突顶端。

施术者左手向上发力，右手向下用力，复正后凸的椎体。

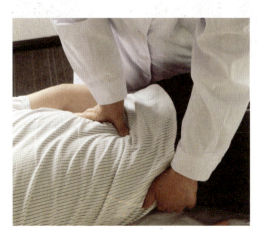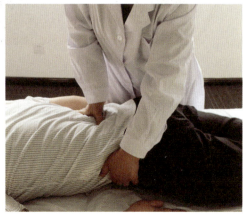

3. 注意事项

① 施术者双手用力大小需根据患者脊椎错位情况而定，尽量做到一次性完成复位。

② 如果施术时用力过大，会有损伤软骨组织的危险，用力过小则达不到复位的目的。

③ 反复多次施术，非但有损错位断端，对愈合亦有不良影响，而且会给患者带来较多痛苦。

④ 在正骨过程中，除运用恰当、熟练的手法外，调理必须及时，动作要果敢、细致，准确而敏捷。

（三）复位前后对比

案例一   复位调理前   复位调理后

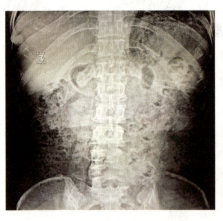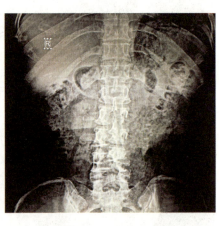

受术者多年从事体力工作，常年腰酸，腿麻胀，于当地医院就诊，诊断为腰椎间盘突出，建议手术治疗。经触诊后诊断为腰椎关节旋转错位，连续一周手法复位，腰酸、腿麻等症状全部消失。

调理手法 通过手法对旋转错位的腰椎椎体进行复位矫正，施术者双手置于患者腰部两侧，上下移动，放松腰部骶棘肌。然后双手掌根放于腰部棘突两侧，对后凸的椎体进行复位矫正，将错位的椎体恢复至生理状态，并用拇指按揉夹脊、至阳、命门等穴位5～10次，以行气活血、舒筋通络。

　　按语 人们常说的椎间盘突出是一个广泛的概念，实际上椎间盘是包括纤维环和髓核的结构总称，根据纤维环断裂的程度以及髓核露到纤维环外面的程度，椎间盘突出的程度也是不同的。一般来说，纤维环没有完全断裂的情况叫作椎间盘膨出。当纤维环完全断裂，并且髓核已经露在纤维环外面时，则为椎间盘突出。还有一种最为严重的是腰椎间盘脱出，也叫腰椎间盘游离，指的是椎间盘中心的髓核已经完全脱离破裂的纤维环，脱离椎间隙进入椎管内，形成游离组织，可压迫硬膜囊、刺激神经根，并且与周围组织有粘连。

　　患者在手法调理后一定要注意日常的养护，避免活动过度，不要长时间保持一个姿势进行学习、劳动。工作中要保持正确的姿势，可按摩腰腿部肌肉、点压附近穴位，或做保健体操，以缓解腰部肌肉的紧张。

案例二

复位调理前　　　　　　　　　　复位调理后

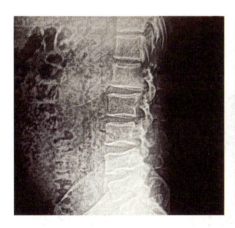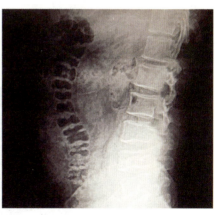

　　受术者近日腰部酸胀，坐立难安，经医院检查，诊断为腰肌劳损。医生建议静养。触诊发现合并关节错位，经手法复位调理后，患者腰可挺直，酸胀感消失，调理后未见复发。

　　调理手法 通过手法对旋转、后凸的腰椎体进行复位矫正，施术者左右手分别顶住患者偏歪的棘突两边，依次感触胸椎1～腰椎5的偏歪情况，并依次将椎体推至原位，并用拇指按揉夹脊、肾俞、命门、腰阳关等穴位5～10次，以通经活络、舒筋止痛。

按语 腰肌劳损，为腰部肌肉及其附着点筋膜或骨膜的慢性损伤性炎症，是腰痛的常见原因之一，主要症状是腰或腰骶部胀痛、酸痛，反复发作，疼痛可随气候变化或劳累程度而变化，日间劳累后加重，休息后可减轻，症状时轻时重。日积月累，可使肌纤维变性，甚而少量撕裂，形成瘢痕、纤维索条或粘连，形成长期慢性腰背痛。

调理后需要注意避免过劳，矫正不良体位，适当功能锻炼，加强腰背肌锻炼，防止肌肉张力失调。例如采取俯卧位，去枕，然后用力挺胸抬头，双手双脚向空中伸展；也可仰卧床上，去枕，头部用力向后顶床，抬起肩部。

案例三

复位调理前　　　　　　　　复位调理后

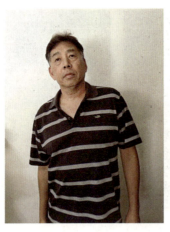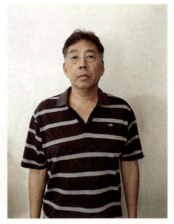

患者头疼，左右肩膀不对称，站立时脊柱偏向右侧，经检查，确诊为脊椎侧弯。半侧肢体发紧，乏力，疼痛难忍时曾尝试电击疗法，疗效不明显。经对整条脊椎进行复位调理一个疗程（5天）后，头疼诸症消失，脊柱侧弯消失，恢复至正常生理状态。

　　调理手法 通过手法对旋转、后凸的腰椎体进行复位矫正，并用拇指按揉肾俞、命门、腰阳关等穴位5~10次，以通经活络、舒筋止痛。调理后患者肩膀立刻恢复对称，身体可直立。随后复查调理，恢复良好，仅有少部分关节还存在微小的错位，巩固调理5次后，头疼诸症消失，脊柱侧弯消失，恢复至生理状态。

　　按语 脊柱侧弯可能是近些年比较大众化的体态问题，在日常生活中，无论是青少年还是成年人，都会发现自己的脊柱并不是完全笔直的。脊柱的一个或数个节段在平面上偏离身体中线向侧方弯曲，形成一个带有弧度的脊柱畸形，通常还伴有脊柱的旋转、后突或前突的增加或减少，使脊柱发生最常见的三维畸形，这就是我们常说的脊柱侧弯。

　　脊柱侧弯，从外观上来看，骨骼的不良弧度会导致胸廓旋转、高低肩、大小脸等体态问题，严重影响身体的美观。而且多方向的肌肉不均衡会进一步导致姿态的不良，经常性的腰背疼和肩颈疼也随之而来。大多数脊柱侧弯的患者都属于久坐人群，原因就是长时间不正确的坐姿导致身体左右肌肉力量不平衡，例如跷二郎腿、不正确的学习写字姿势。另外不正确站姿也会使身体失去正确的力线，例如习惯性使用一侧腿站立。还有些不好的习惯会导致脊柱侧弯，如单肩背包。所以掌握正确的姿势是至关重要的。

案例四

　　　　　　　复位调理前　　　　　　　　　**复位调理后**

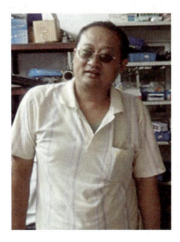
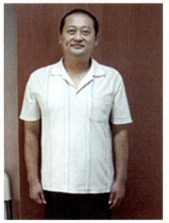

患者8岁时不慎从树上跌落，致使脊柱弯曲，左胳膊疼痛，多年无法直立，全身疼痛难忍，半侧肢体麻木，头疼，视力模糊，尝试过多种调理方法无效，经李老师复位调理仅5天，疼痛麻木，视力模糊的症状均好转。

调理手法 通过手法对旋转、后凸的腰椎体进行复位矫正，施术者左右手分别顶住患者偏歪的棘突两边，从胸椎1～腰椎5依次触诊判断椎体的偏歪情况，并依次将椎体推至原位。用拇指按揉肾俞、命门、腰阳关等穴位5～10次，以通经活络、舒筋止痛。

按语 腰椎侧凸是一种为减轻疼痛的姿势性代偿畸形。视髓核突出的部位与神经根之间的关系不同而表现为脊柱弯向健侧或弯向患侧。如髓核突出的部位位于脊神经根内侧，因脊柱向患侧弯曲可使脊神经根的张力减低，所以腰椎弯向患侧；反之，如突出物位于脊神经根外侧，则腰椎多向健侧弯曲。

案例五

复位调理前	复位调理后

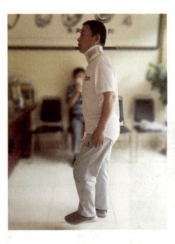 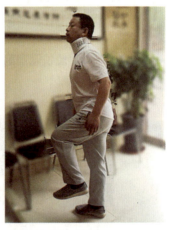

患者脑出血一年半，左腿抬起困难，伴有腿麻、强直，不能自主行走，住院调理未见明显好转。触诊后发现患者兼有腰椎关节错位，经过5次脊椎复位调理并配合养护，腿可重新抬起，步态控制较前改善。

调理手法 通过手法对旋转、后凸的腰椎体进行复位矫正，将左手放在患者腋下，右手拇指按压偏歪棘突的错位处，然后左手垂直向上轻抬肩关节，右手向下按压偏歪的棘突，左右手同时施力，以复正偏歪的棘突。接着用拇指按揉肾俞、命门、腰阳关等穴位5~10次，以通经活络、舒筋止痛。

按语 脑出血后遗症，是指脑出血后所留的后遗症，脑出血最常见的后遗症是偏瘫，具体表现为一侧肢体肌力减退、活动不利或完全不能活动，常伴有同侧肢体的感觉障碍，如冷热、疼痛等感觉减退或完全不知。

（四）胸椎、腰椎调理适应证

以下均为由脊椎错位引起的全身症状，非脊椎错位所引起的症状不在调理范围。

☑ 背痛：胸椎小关节紊乱（错位）的主要症状。

☑ 腰痛：急性损伤者疼痛明显；慢性者常仅有腰间酸胀乏力感。

☑ 感觉异常：肩背麻木感、冷感、蚁行感。

☑ 麻木：多以马鞍区麻木为主。

☑ 呼吸系统症状：哮喘、咳嗽、咯痰、憋闷、气促。

☑ 消化系统症状：胃痛、恶心、呕吐、嗳气、泛酸、便秘、泄泻。

☑ 循环系统症状：心前区痛、心悸、易惊、心动过速、心动过缓。

☑ 泌尿系统症状：腰痛、浮肿、尿频尿急。

☑ 下肢症状：膝或踝关节肿痛、局限性浮肿。

（五）调理效果

患者腰痛得到明显改善或消失，胸腰部感觉轻松舒适，腰部的僵硬瞬间得到缓解。胸腰部前屈、后伸、侧弯、旋转等活动范围明显扩大。腰腿麻木、放射痛症状得以缓解或消失。因腰椎、胸椎错位导致的关节处隆起包块、肢体震颤、感觉异常、泌尿系统疾病、呼吸系统疾病等均会有所缓解或消失。

（六）胸椎、腰椎调理禁忌证

☒ 骨质钙化或骨质疏松患者

☒ 精神病患者，较重的焦虑、紧张、抑郁症患者

☒ 心肺功能不全、不能俯卧的患者

☒ 急性软组织损伤、有外伤者

☒ 血管瘤、结石及恶性肿瘤患者

☒ 高度过敏、皮肤传染病患者

☒ 妊娠期，月经期的女性患者

☒ 受较大外力挤压导致髓核突出的患者

（七）注意事项

① 调理前向受术者详细介绍操作流程，以取得受术者的配合。

② 调理时根据受术者的病情和体质，选用合适的力度和手法，做到专心致志，手眼并用，尽量使受术者在调理过程中既舒适又能达到调理效果。

③ 调理过程中，受术者不允许接听电话，同时告诉受术者不可玩手机，配合施术者的调理以提高疗效。

④ 调理以饭后一小时为宜，空腹或饱食不宜调理。

⑤ 调理当天不宜剧烈运动，躺起坐卧需按照施术者的要求来操作。

⑥ 调理结束后或第二天，个别受术者会出现局部酸胀或乏力现象，休息几天会自行缓解。

⑦ 调理以隔日为宜，若体质较弱也可间隔2～3日，每3次为一个疗程，若病情较重者则需进行下一个疗程，疗程间需间隔2～3日。

⑧ 调理结束后，交代受术者注意事项及禁忌动作等。

⑨ 注意避风寒，恢复期肩颈部可以佩戴围巾、披肩等衣物。

⑩ 调理期间禁止喝酒。

三、受术后的保养

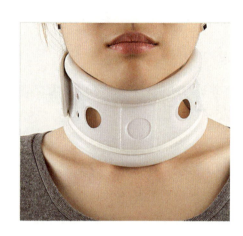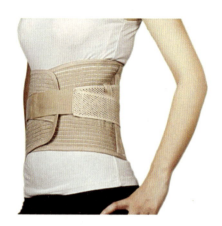

调理后要非常注意疗养，三分治七分养，手法调理不是一劳永逸的，原错位是旧伤，手法复位后会产生新的摩擦伤，需要静养，不能剧烈活动，负重物。

1. 颈椎受术后的保养

患者受术后以静养为主，需带上颈托，不可向左（或右）大幅度旋转头部（方向根据患者的情况而定）。若患者颈椎强直，受术后患者不可大幅度低头，以便更好地保护复位后的颈椎，预防二次受伤。

2. 胸椎、腰椎受术后的保养

患者受术后以静养为主，忌弯腰劳累，白天可带上护腰，以加强保护，稳定度过恢复期。一般7天内必须要平躺，面朝天，忌抬头、忌侧身睡，平躺时要注意不能左右挪动躯体，保持脊椎在一条水平线上。之后生活中也最好能养成朝天睡的习惯，平躺朝天睡是休养整条脊椎很好的办法。切记平躺时要注意屁股不能向上抬，忌左右旋转、扭动等，宜睡硬板床。

胸椎、腰椎复位后患者应注意躺下休息时，屁股坐到床上的位置距离枕头的长度刚好可以直接平躺下，忌躺下后再左右挪动身体调整距离，以免造成刚复位的胸椎、腰椎伤口在未愈合的状态下形成二次损伤。

3. 配合手法

在施行复位手法后，还应根据患者筋肉伤损及病变情况，分别采用分筋疏理、拿、点、摩、揉等手法以舒筋活血。由轻到重，范围略宽，操作要细致。对瘦弱者，手法宜轻而缓；对健壮者操作可稍重而快。但必须注意保持患部稳定。

4. 调理后保养时间

老年人韧带松弛，身体功能减弱，养护时间相对较长，10天为宜。青年人韧带弹性良好，气血充盛，恢复时间一般以5~7天为宜。

实践案例

——— 案例 1 ———

病例　朱某某，男，60岁，初诊时间1985年10月12日。患者诉脊椎曾受外伤，经医院检查治疗后主要症状缓解，出院后经常昏倒，继而出现腿疼、手肿胀等症状。

调理过程　经触诊查体，诊断为颈椎、腰椎错位。第一次调理时，对旋转错位的椎体进行手法复位，并配合点按夹脊穴（后正中线旁开0.5寸，每节椎体棘突下两侧的穴位），治疗其受损的颈椎及腰椎，调理后患者诉腿疼、手肿等症状消除，状态好转。第二次调理时，患者状态如常人，无不适。随后复查调理三次，症状再无出现。

医嘱　患者在治疗期间，平日以静养为主，需戴上颈托，不可向左（或右）大幅度旋转头部，预防二次受伤。忌弯腰劳累，白天可带上护腰，以加强保护，稳定度过恢复期。一般7天内需平卧，面朝天，忌抬头，忌侧睡，忌左右挪动躯体，保持脊椎在一条水平线上。治疗结束后，患者最好能养成仰卧休息的习惯，保持良好体态，避免过度负重。

——— 案例 2 ———

病例　许某某，女，35岁，初诊时间1990年3月3日。患者由于久坐于电脑前工作，姿势不当，缺乏运动，颈肩肌肉长期劳损，导致颈椎退行性病变，使局部血液循环受阻，症见两手肌肉抽搐，眼睛干涩，视力减退。医院检查诊断为颈椎间盘突出压迫硬膜囊，伴小关节错位建议手术治疗。

调理过程　患者倾向保守治疗，进行颈椎复位调理。第一次调理时，通过对颈椎后突加旋转错位处进行矫正复位，配合点、按、揉颈椎旁的大椎穴、肩井穴5~10次，调理后，手抽动缓解，视物模糊改善。随后调理三次，继续稳固复位后不稳定的关节，并嘱患者重视术后调养休息术，经5次调理，手部抽动及手麻症状完全消失，视物清晰。

医嘱

直立状态下，遇到需转头情况，需要肩和头或身体整体转动，切忌只扭头。愈合期间，点头、低头、后仰、左右转头都不宜，保持颈椎静止直立状态。白天戴颈托（若颈椎第一节错位严重的晚上也要戴），10天后，如颈椎无酸痛感可取下颈托。

案例 3

病例

郑某某，男，42岁，初诊时间1993年4月10日。患者车祸后导致右臂完全无法上举，含胸驼背，头部低垂，不能上抬。经触诊判定为颈椎关节错位，胸廓关节错位。

调理过程

对其颈椎和胸椎进行复位调理后，右手可正常上举，头颈部上抬较前有力，状态明显好转。

第一次调理时，对旋转错位的椎体进行手法复位，点按夹脊穴以活血舒筋，通络止痛，调理后右手臂上举幅度完全正常。连续5天调理，继续触诊复查原错位的颈椎、胸椎，以防患者平日养护不当，造成已复位的小关节再次错位，把再次错位的关节点重新复位。再次错位一般较轻微，但仍需再次复位。经过5次的复查调理，错位伤口愈合，椎体关节稳定性增加，不易再次错位，患者诸症完全消失，如常人。

医嘱

调理过程中，一般7天内注意要平卧，面朝天，忌抬头，忌侧睡，忌左右挪动躯体，保持脊椎在一条水平线上。调理结束后，注意不搬重物，不剧烈活动。此调理手法为不开刀的手术，脊椎复位后，周围软组织会产生小创伤，所以要像术后一样养护，以巩固疗效。

案例 4

病例

陈某某，女，40岁，初诊时间1996年3月2日。患者长年累月伏案工作，颈部劳累，未及时养护，长期劳损而导致眩晕症状日益加重，一起床即感觉天旋地转，卧床休息一个月，两侧太阳穴刺痛跳痛明显，恶心欲吐，X片显示颈椎生理性反弓。

调理过程

经检查诊断为颈椎后凸、旋转错位。复位调理后，再次拍 X 片显示反弓消失，头晕、恶心等症状明显好转。

第一次调理时，通过对颈椎后突加旋转错位处进行矫正复位，配合点、按、揉太阳穴、肩井穴、风池穴、大椎穴、夹颈穴等5～10次，调理后患者感觉浑身轻松，但颈部有酸、麻、胀及蚁行感，此为调理过程正常现象。通过三次调理后蚁行感逐渐消失，余症随之好转。5次调理后症状完全消失。之后遵医嘱休息调养，随访至今，未有复发。

医嘱

平卧时颈部不可用力，不可抬头，不可左右扭转。直立状况下，遇到需转头情况下，切忌只扭头，需头及肩颈部保持不动，胸腰椎转动带动头颈部转动。愈合期间，不宜点头、低头、后仰、左右扭动，保持颈椎静止直立。调理结束后，平时一定要注意工作的坐姿正确。

案例 5

病例

陈某某，男，50岁，初诊时间1998年12月1日。由于平时长期开车且坐姿不良，休息时腰部未进行适当放松，左右剧烈扭动，造成腰部肌肉的二次损伤，导致腰部疼痛难忍，坐卧不安，疼痛向下放射至腿部，无法正常工作。

调理过程

经触诊判定为腰椎 3～4、腰椎 4～5 和腰椎 5～骶椎 1错位。经腰椎复位调理后，腰部疼痛感消失，两腿疼等症状也明显好转。

第一次调理时，通过对腰椎后突加旋转错位处进行矫正复位，配合点、按、揉夹脊穴5～10次以舒筋活络，调理后疼痛完全消失，僵硬的肌肉随之松弛。第二次调理时，触诊摸到关节稳定性增加，肌肉弹性适中。第三、四次调理，都是复查式调理，把患者稍微又错位的小关节再次复位。第五次诊疗时，手下感觉脊椎生理序列排列正常、稳定，肌肉放松。一个月后随访，患者遵从医嘱养护，一切正常。

医嘱

治疗期间，日常戴腰托保持腰椎稳定性，不可左右扭转，不可弯腰，不可负重。休息时应平卧在床，不可晃动，不可侧卧、俯卧，尽量选择硬板床。治疗结束后，仍需注意不可过度劳累及负重，以免复发。

案例 6

病例

王某某，男，36岁，初诊时间2000年3月4日。幼年时因意外受伤造成脊椎错位，头疼头晕，视物模糊，呕吐，胸闷憋气，吸气不畅。周身疼痛，下肢乏力，面色晦暗，唇甲紫暗。

调理过程

经诊断为颈、胸、腰椎体错位。手法复位调理后，头晕头疼痊愈，面色红润，呼吸通畅，周身疼痛消失，体力增进。

第一次调理时，通过对颈椎、胸椎、腰椎的后突加旋转错位处进行矫正复位，配合点、按、揉夹脊穴5～10次，调理结束一个小时后，患者诉头痛、后背痛、双腿疼痛的症状减轻，面色及唇甲逐渐变得红润，呼吸通畅。第二、三次复查调理后，疼痛缓解更加显著。第五次诊疗后疼痛感完全消失，眼睛模糊和胸闷憋气的症状也随之消失。

医嘱

患者为整个脊椎错位，因此治疗期间以静养为主，最好平卧在床7天，保持稳定，不可晃动，不可侧卧、俯卧，尽量选择硬板床。治疗结束后，仍需注意不可过度劳累及负重，最好能养成面朝上仰卧的习惯，平卧面朝上仰卧是休养整个颈胸腰椎很好的办法。

案例 7

病例

黄某某，女，32岁，初诊时间2000年7月8日。患者自幼习武，但练习不当，损伤脊椎，平素常发胸闷憋气，劳累或情绪波动时心前区时发刺痛。经触诊，诸症因胸椎5～6节错位而引发，通过脊椎复位调理后，消除压迫，改善心脏供血，心前区不适症状完全消除，于2014年体检时复查，心电图显示无异常。

调理过程

第一次调理时，通过对胸椎的旋转错位处进行矫正复位，配合点、按、揉神道、灵台、至阳及胸椎5～6旁夹脊穴5～10次以行气活血，调理结束后，患者胸闷憋气症状立刻消失。嘱患者注意休息，养护，因错位时间长，韧带松弛，需要较长养护时间，故较第一次复位后有轻微反弹。第二次调理时，通过手法将不稳定的椎体重新复位，并嘱患者继续遵从静养、勿乱动的嘱托。第三次调理时，患者症状明显好转，手摸脊椎的生理序列排列基本正常，轻微错位，继续给予复位手法调理，点按周围穴位活血通络。第四次诊疗后各方面状况稳定，为巩固疗效，继续检查一次。第五次调理后，确认恢复正常，治疗结束。

医嘱

胸椎复位后，患者应以静养为主，始终保持上身稳定，头身活动一体化，维持头部躯干相对静止状态。卧床休息时，要注意坐下屁股所在的地方距离枕头的长度刚好可以直接平卧下，忌躺下后又左右挪动身体调整距离，以免刚复位的颈腰椎伤口在未愈合状态下引发椎体的二次错位。治疗结束后，仍需注意不可过度劳累及负重。

案例 8

病例

刘某某，男，36岁，初诊时间2001年1月10日。患者长期伏案工作，常头痛欲裂，严重时曾晕倒数次，医院诊断为颈椎错位压迫神经，患者长期休息不当，导致颈椎连带胸椎错位加剧，伴有恶心、颈部僵硬、畏寒畏风、头疼、手麻手胀等症状。

调理过程

经颈椎复位后，头疼、手麻等症状均明显减轻，后期坚持调理5天，症状消失。

第一次调理时，通过对颈椎、胸椎的旋转错位处进行矫正复位，配合点、按、揉颈胸夹脊穴5～10次以行气活血，调理结束后，手疼手麻症状缓解，患者浑身轻松。随后三次调理都是复查式调理，把患者稍微错位的小关节再次复位。第五次诊疗时，感觉脊椎生理序列正常，稳定，患者症状完全消失。一个月后随访，患者遵从医嘱休养，一切正常。

医嘱

患者调理后以静养为主，避风寒，一般7天内需平卧，面朝天，忌抬头，忌侧睡，忌左右挪动躯体，保持脊椎在一条水平线上。治疗结束后，仍需注意不可过度劳累及负重，纠正平时工作时不良姿势。

案例 9

病例

孙某某，女，35岁，初诊时间2001年5月2日。患者因长期带毕业班级，工作压力大、坐姿不良，长期肌肉僵硬，造成颈椎和腰椎错位，长年面色晦暗，头疼头晕，耳鸣，高血压，眼睛干涩，腿麻、腿疼、腿凉，抽筋，坐骨神经痛。

调理过程

经 5 次调理后，可正常工作生活。

第一次调理时，对旋转后凸错位的腰椎进行手法复位，点按夹脊穴以舒筋活络，调理后腰疼、腿疼症状消失，眼前瞬间有明亮感。第二次调理时，耳鸣有所缓解，继续触诊复查原错位的腰椎，对稍有错乱的小关节进行再次调整复位。经过五次的复查调理，患者诉5日内，不服药情况下血压监控正常，诸症均消失。一个月后随访，患者遵从医嘱休养，一切正常。

医嘱

调理期间，宜静养，需戴上颈托，不可大幅度旋转头部，以便更好地保护复位后的颈椎，预防二次受伤。一般 7 天内需平卧，面朝天，忌抬头，忌侧卧，忌左右挪动躯体，保持脊椎在一条水平线上。治疗结束后，仍需注意不可过度劳累及负重，纠正平时工作时不良姿势。

案例 10

病例

徐某某，男，45岁，初诊时间2002年1月6日。患者因车祸外伤致腰椎错位，挤压坐骨神经引发腰痛及大腿后部、小腿后外侧疼痛。

调理过程

经腰椎复位调理后，腿部放射疼痛消失，经过 5 次复查调理后，腰痛、腿痛完全消失。

第一次调理时，对侧弯后凸错位的腰椎进行手法复位，并配合点按秩边、命门、肾俞、夹脊穴等以舒筋活络，调理后腿部放射疼痛立即消失。连续5天调理并配合穴位按压，患者坐骨神经痛的症状完全消失。两个月后随诊，无复发。

医嘱

调理期间宜静养，忌弯腰劳累，白天可戴上护腰，以加强保护，稳定度过恢复期。一般 7 天内尽量平卧，面朝天，忌抬头忌侧睡，平卧时要注意不能左右挪动躯体，保持脊椎在一条水平线上。调理结束后，平时应避免长时间站立，行走，坐位，弯腰，注意腰间保暖，尽量不要受风寒。可经常按揉委中、阳陵泉、秩边、环跳等保健穴。

案例 11

病例

陈某某，男，50岁，初诊时间2002年3月4日。患者从高处摔伤后导致整个脊椎错位，症见全身疼痛伴浮肿，腿疼尤甚。药物治疗后，无法根本解除疼痛，诊断为脊椎错位导致的气滞血瘀，水液代谢障碍。

调理过程

第一次调理时，对旋转侧弯错位的腰椎进行手法复位，配合点按丰隆、水分、复溜、夹脊穴，以利水消肿、通调气血，调理后疼痛消失。3天后复诊，自述一天排尿十余次，腰围前后径瘦了近10厘米，浮肿消失，体格恢复正常。之后随诊，体重无明显增加，体格如常。

医嘱

因患者有严重摔伤病史，更要注意平日的脊椎养护，避免长时间站立，行走，坐位，不要跷二郎腿。

案例 12

病例

高某某，男，52岁，初诊时间2003年9月1日。患者因颈椎病导致高血压，服降压药20余年。中央型腰椎间盘突出，压迫马尾神经，导致尿频，起夜数次。

调理过程

经颈椎和腰椎复位调理后，患者血压稳定，尿频缓解。随访至今，停服西药，血压正常，小便正常。

第一次调理时，对旋转后凸错位的腰椎进行手法复位，点按夹脊穴、肾俞穴5~10次，调理后患者自觉周身轻松。第二次调理时，患者诉前一天未起夜，晨起监测血压正常，未服降压药。经过后续3次的复查调理，患者诉已完全不需要降压药控制血压，每日监测血压均在正常范围，起夜症状也好转。

医嘱

患者年龄较大，韧带较松弛，故复位调理后，后续的腰椎养护尤为重要，忌负重物，剧烈活动。

案例 13

病例

龚某某，女，22岁，初诊时间2003年7月9日。患者长期伏案学习，造成颈椎受损，常发头疼，影响睡眠。经触诊后诊断为颈椎2及胸椎1~5旋转错位。

调理过程

经手法复位后，患者头部疼痛消失，睡眠质量较前明显好转。

第一次调理时，对旋转错位的颈椎进行手法复位，配合点按夹脊、大椎、身柱、至阳等穴位，调理后患者自觉浑身舒畅，斜方肌、胸锁乳突肌舒展放松。第二次调理时，患者诉睡眠质量好转，头疼缓解，继续调理患者错位的椎体，连续调理5次后，患者头部疼痛感消失，睡眠佳。

医嘱　调理阶段要注意静养，平卧时面朝天，忌抬头，忌侧睡，忌左右挪动躯体，保持脊椎在一条水平线上。直立时，同样忌扭转颈椎和腰椎，身体随头一起转动。调理结束后，一定要明白姿态不良是引发颈椎病的主要原因，因此一定要注意调整学习和工作时姿势。

案例 14

病例　李某某，男，2岁，初诊时间2004年3月5日。患儿自学说话起，发声较正常儿童低闷，医院检查诊断为先天性疾病，难以医治，父母述患儿七八个月的时候曾从床上头朝下跌落数次，经触诊发现患儿颈椎错位。

调理过程　经颈椎复位调理后，患儿哭声洪亮，发声如"爸爸、妈妈"清晰响亮。第一次调理时，对患儿旋转后凸错位的颈椎进行手法复位，并轻轻揉按颈部以通调局部气血，调理后，患儿立即发出清晰响亮的声音。仅调理一次，再无复发，随访至今，患儿正常健康长大。

医嘱　患儿年纪小，易乱动，父母应稍微控制患儿活动幅度，以免造成二次错位。

案例 15

病例　陈某某，男，49岁，初诊时间2005年6月10日。头疼，经CT检查病因不明，医院未给明确诊断。患者疼痛难忍时曾用电击疗法以解决一时问题，精神状态极差。经触诊后诊断为脊椎错位。

调理过程　对整条脊椎进行复位调理，通过 5 次的复位调理，头疼症状消除。第一次调理时，对旋转后凸错位的腰椎进行手法复位，点按夹脊穴5 ~ 10次以舒筋活络，调理后头痛消失，一股热流自肩上涌入头部，浑身轻松。第二次调理时，头疼无复发。连续再调理3次后，患者精神状态好转，头部轻松，一切正常。

医嘱 调理期间，宜静养平卧于硬板床上，保持脊椎在一条水平线上。直立时同样忌扭转颈椎及腰椎，保持脊柱稳定，全身一起转动。调理结束后，提重物时不要弯腰，应该先蹲下拿到物品，然后慢慢起身，尽量做到不弯腰。

案例 16

病例 刘某某，女，25岁，初诊时间2005年9月10日。患者幼时从床上跌落，此后经常头疼、头晕目眩、恶心呕吐。于国外读书期间曾寻求治疗，口服阿司匹林类止痛药，但不能从根本上消除疼痛。诊断为颈椎反弓。

调理过程 通过对颈椎后凸的椎体进行复位调理，消除了头疼、头晕、恶心等症状。第一次调理时，对后凸错位的颈椎进行手法复位，按揉大椎、哑门、风府等穴5~10次，调理后，自然放松状态下，自觉颈部向后舒展，血流通畅，头疼、头晕、恶心等症状消失。后续4次调理，颈部无不适感觉，随诊无复发迹象。

医嘱 调理期间如遇到需转头的情况，需肩与头整体转动，切忌只扭头。愈合期间，忌点头、低头、后仰、左右转头，保持颈椎静止直立。调理后进行日常颈椎保养，注意坐姿正确。

案例 17

病例 徐某某，女，40岁，初诊时间2006年1月8日。患者自觉头疼、胃疼、怕冷，20余年四处求医，经诊断为脊椎侧弯。

调理过程 对其脊椎进行整体复位调理后，头疼明显缓解，颈部有股热流涌往全身。继续复查调理 7 天后头痛、胃痛、怕冷症状完全消失。
第一次调理时，对侧弯错位的脊椎进行手法复位，点按夹脊穴以舒筋活络、调和气血，调理后患者自觉颈部有暖流涌向全身，头痛明显缓解，头部清亮，身体舒畅。经过后续4次复查调理，患者头痛、胃痛、怕冷的症状完全消失。一个月后随访，无复发。

医嘱 调理期间，注意脊柱应保持相对静止的直立状态。调理结束后，平日应注意锻炼，调节脊椎和骨盆的平衡，要避免单侧负重。

案例 18

病例 王某某，女，23岁，初诊时间2007年3月1日。患者为运动损伤，腰痛，双膝疼痛，不能正常行走，经医院检查诊断为腰椎错位压迫神经。

调理过程 第一次调理时，对旋转后凸错位的腰椎进行手法复位，配合点按夹脊穴以活血通络，调理后，患者腰部和双膝疼痛明显缓解，腰部肌肉舒展，浑身放松。第二次调理后，患者自觉行走已无大碍。后又继续复查调理，巩固治疗8次，患者疼痛完全消失，行走自如。

医嘱 患者为举重运动员，为了防止腰部受伤，运动前要热身，运动时佩带特制的举重腰带。若腰部经常受伤，则应停止举重这项运动。

案例 19

病例 陈某某，女，46岁，初诊时间2008年5月9日。面部晦暗无光泽，精神欠佳，畏风怕寒，经常感冒，夏日不敢贪凉，且手指僵硬屈伸不利，曾服中药、西药治疗，效果不佳。经触诊诊断为颈椎旋转后凸错位，症状皆因颈椎错位压迫神经引发供血不足而导致。

调理过程 经颈椎复位调理后，手指活动较前自如，面色红润，寒热感觉如常人，身体痊愈。
第一次调理后，对旋转后凸错位的颈椎进行手法复位，配合点按夹颈穴、大椎、风府等穴位，调理后手指活动自如。第二次调理后，患者诉畏风怕寒症状明显减轻，面色渐渐红润。连续复查调理3次后，患者自觉身体抗风寒能力增强，寒热感觉如常人，手指灵活度正常，面色红润。

医嘱 调理期间，患者颈椎应保持直立状态，忌扭动，可戴颈托。调理结束后，日常需养护颈椎，注意纠正不良的坐姿、站姿、睡姿。忌食生冷，忌对空调直吹。

案例 20

病例 蔡某某，男，55岁，初诊时间2009年3月8日。患者因车祸外伤导致颈椎错位压迫神经，症见头疼头晕，视物昏花，医生建议手术治疗解除颈椎对神经的压迫，因担心手术风险而倾向保守治疗，服用数月中药效果不佳。

调理过程

经颈椎复位调理，头疼、头晕、视物昏花等症状均消失。

第一次调理时，对旋转后凸错位的颈椎进行手法复位，并配合点按夹颈穴、大椎穴、风府、哑门等穴以行气活血，调理后患者自觉眼前一亮，视物逐渐清晰，头疼头昏症状均明显缓解。第二次调理时，患者面色红润，精神良好。后续复查调理3次，一切正常，头疼头晕，视物昏花的症状完全消失。一个月后随诊，症无复发。

医嘱

调理时，如遇到需转头的情况，需保持头颈肩整体转动，切忌只扭头。点头低头后仰左右都不宜，保持颈椎静止直立状态。

案例 21

病例

李某某，男，43岁，初诊时间2010年1月。年轻时摔伤后右半侧肢体麻木，知觉减弱，医院诊断为腰椎错位压迫神经所致，多处求医但效果不佳。

调理过程

首次脊椎复位后，肢体麻木的症状缓解，经过 10 次调理，患者半侧肢体麻木的症状完全消失。

第一次调理时，对左右旋转错位的腰椎进行手法复位，并配合点按至阳、命门、心俞、肾俞等穴位以舒筋活络，调理后患者的肢体麻木感缓解，且出现酸胀、蚁行感，渐渐知觉开始恢复。第二次调理时，仍有酸胀、蚁行感。第五次调理后，蚁行感消失，患者右侧肢体知觉几乎完全恢复，感觉灵敏。后续调理数次，患者麻木感完全消失。

医嘱

调理时，注意卧硬床，保持上半身相对静止状态，以防脊椎发生二次错位。调理结束后，如有脊椎不适，应及时检查。

案例 22

病例

杨某某，男，39岁，初诊时间2010年2月3日。因工作劳累过度，患者出现双目干涩、腰腿疼痛、坐立难安、胸口憋闷、心慌等症状，仍抱病工作，经医院X光检查后诊断为脊椎错位，建议手术治疗，患者希望保守治疗。

调理过程

第一次调理时，对旋转后凸错位的颈椎、胸椎、腰椎进行手法复位，点按夹脊穴以舒筋活络，调理后，患者如释重负，腰腿疼痛明显缓解。连续5天复查调理后，患者诸症消失，心情平静，呼吸通畅，行走自如。

医嘱

调理时，患者应注意静养，保持颈椎的相对静止，忌扭动，防止错位椎体的二次损伤。调理结束后，患者应适当减轻工作压力，劳逸结合，注意调整坐姿。

案例 23

病例

王某某，女，40岁，初诊时间2013年5月6日。患者高中时打篮球动作幅度过大导致扭伤，右肩关节疼痛，手臂上举受限，夜间疼痛加剧，影响睡眠。后因长期伏案工作引起颈椎不适，头疼头晕，手麻，曾尝试运动调理，如仰卧起坐、器械锻炼、游泳等来缓解疼痛，但效果不佳。经诊断为颈椎旋转后凸错位。

调理过程

进行颈椎复位调理后睡眠明显改善，并注意养护颈椎，过度劳累时偶有发作，又经调整后痊愈。

第一次调理时，对旋转后凸错位的颈椎进行手法复位，并配合点按大椎穴、肩井穴、夹脊穴以舒筋活络，调理后头痛、头晕、手麻的症状消失。然后连续5天复查调理后，无不适症状，且睡眠明显改善。

医嘱

身体不适应及时就医，运动损伤会加重病情。平日注意工作时的坐姿，劳逸结合。

案例 24

病例

蔡某某，男，62岁，初诊时间2014年6月2日。患者年轻时因摔伤引起半侧肢体麻木，知觉减退，四处求医10余年，手麻腿麻未得到根治。

调理过程

经诊断为颈椎、胸椎、腰椎旋转后凸错位，对错位的整条脊椎进行复位调理后，半侧肢体的麻木感消失，一切如常人。

第一次调理时，对旋转后凸错位的颈椎、胸椎、腰椎进行手法复位，配合点按夹脊穴以舒筋活络，调理后半侧肢体麻木的症状立刻消失，自觉浑身轻松。然后连续5天复查调理，触诊复查原错位的脊椎是否稳固不移位，椎体关节稳定性增加，患者情况稳定，半侧肢麻的症状完全消失。

医嘱　因患者年纪较大，韧带松弛，故嘱患者需在床上静躺休养10天，以防椎体的再次错位。

—— 案例 25 ——

病例　温某某，男，75岁，初诊时间2015年2月6日。症见手部静止性震颤、运动迟缓、腿疼、语言不利，经数家医院检查，诊断为帕金森症，按帕金森症给予口服西药治疗无明显疗效。

调理过程　经触诊诊断为脊椎错位，而并非真正意义的帕金森症，经整条脊椎复位调理后，语言流利，手抖消失、腿疼痊愈。

第一次调理时，对旋转后凸错位的整条脊椎进行手法复位，配合点按夹脊穴以舒筋活络。调理后，患者手部震颤症状立刻消失，语言流利。第二次调理时，因患者护理不当，没有注意静养，个别椎体有稍微错位现象，再次进行调理复位后，患者自觉身体有热流经过，气血通畅。再进行3次复查调理后，患者停服西药，无复发迹象，状如常人。

医嘱　因患者年纪较大，韧带松弛，故嘱患者需在床上静躺休养10天，以防椎体的再次错位。

—— 案例 26 ——

病例　孟某某，女，33岁，初诊时间2015年8月6日。患者多年来手麻，手指晨起刺痛感严重，无其他不适。

调理过程　诊断为颈椎错位压迫神经所致，通过5天的颈椎复位调理后，患者气血畅通，脸色红润，手麻及晨起手指刺痛感均消失。

第一次调理时，对旋转后凸错位的颈椎进行手法复位，并配合点按夹颈穴、大椎穴、风池穴以舒筋活络，调理后患者手麻的症状立即消失。第二次调理时，自诉晨起时手指刺痛缓解，自觉手指有充血感，手温增高。然后连续3天调理后，患者诉晨起手指已无不适感，且浑身轻松，面色红润。

医嘱

平时注意颈部养护，避风寒，纠正不良坐姿、走姿、睡姿。

—————————— 案例 27 ——————————

病例

袁某某，男，47岁，初诊时间2016年12月3日。患者身体多处肌肉关节疼痛，四处求医均效果不佳，易反复发作。

调理过程

诊断为脊椎错位压迫神经。经过脊椎复位后，诸痛减轻。休养半年后已经痊愈。

第一次调理时，对旋转后凸错位的整条脊椎进行手法复位，并配合点按夹脊穴以舒筋活络，调和气血，调理后腰疼、腿疼立刻减轻。连续5天调理后，患者一切正常，不刻意感受时已无明显疼痛感，因患者错位较严重，故后续的自我养护更为重要。半年后随访，痊愈。

医嘱

此病多由于过度负重，脊椎过度劳累而得不到休息，因此要注意日常养护。

—————————— 案例 28 ——————————

病例

陈某某，女，30岁，初诊时间2016年3月5日。患者诉不明原因持续咳嗽，痰咯不爽，心胸憋闷，气短，不能挺直腰背，腰腿疼痛，其父略懂中医，一直以平补肺气、豁痰理气之法调配中药汤剂治疗，但只能暂时控制病情，不能完全治愈。

调理过程

经诊断为脊椎左右旋转错位。进行脊椎错位复位后，积痰排出，腿脚疼痛痊愈，腰背可挺直。

第一次调理时，对旋转后凸错位的整条脊椎进行手法复位，并配合点按夹脊穴以舒筋活络，调和气血。调理后自觉胸口有气上涌，即刻吐出大口痰涎，吐出后便觉心胸舒畅，呼吸通畅，且腰背自然挺直，腿脚疼痛消失。第二次调理时，又吐出一大口痰涎，感觉身体更加轻松。连续3天的复查调理后，患者腿脚疼痛消失，腰背可挺直，气畅，咳嗽止。

医嘱

调理期间，平卧不抬头。直立状况下，需转头时要肩和头或直接身体整体转动，切忌只扭头，愈合期间，忌低头、仰头、左右扭头，保持颈椎静止直立。调理结束后，依然要注意养护脊椎，纠正不良姿态。

案例 29

病例

章某某，男，50岁，初诊时间2017年2月9日。头疼、恶心、眩晕及胸闷憋气，腰腿疼痛麻木，严重时影响睡眠。曾口服西药、中药治疗，疗效均不佳。由于久治不愈，导致患者精神状态极差，长期处于焦虑状态，严重时曾有轻生念头。

调理过程

诊断其为脊椎错位，通过脊椎错位的复位调理，患者诸症消失，面色由治疗前的晦暗转变为红润有光泽。

第一次调理时，对旋转后凸错位的脊椎进行手法复位，并配合点按揉大椎、夹脊穴、至阳、命门、肾俞等穴位以舒筋活络，行气和血，调理后腰腿疼痛消失。第二次调理时，患者诉周身疼痛减轻，睡眠质量提高，恶心、眩晕、憋气等诸症明显减轻。继续复查调理3次后，患者痊愈，诸症消失，面色红润有光泽。

医嘱

调理期间，注意保持脊椎的直立，宜睡硬板床，防止脊椎椎体再次错位。调理结束后，平日注意坐姿、走姿、睡姿。避风寒，少负重。

案例 30

病例

李某某，女，49岁，初诊时间2017年2月12日。患者有椎动脉型颈椎、胸椎病史15年，常夜间胸部疼痛剧烈，胸痛彻背，背痛彻心，严重影响患者睡眠，发作严重时患者曾发心绞痛，呼吸困难，憋闷欲死。医生建议手术治疗。

调理过程

经脊椎整体复位调理治疗后，患者呼吸较前明显通畅，夜间腰疼亦明显减轻，睡眠质量提高，精神状态好转。

第一次调理时，对旋转后凸错位的脊柱进行手法复位，并配合点按夹脊穴，调理后，患者呼吸较前明显通畅。第二次调理时，患者诉前天晚上胸部无疼痛感，睡眠好转，通过触诊继续矫正还存在的错位点。经过5次复查调理后，患者呼吸通畅，夜间腰痛明显减轻，几乎无发作，患者睡眠质量提高，精神好转。

医嘱　调理期间，患者颈胸腰不能左右转动，不能低头、仰头、弯腰后仰，坐要坐正，后背贴实椅背，站要站直，睡要睡直。调理结束后，用枕适当，注意颈部保暖，颈部受寒冷刺激会导致痉挛，加重颈部疼痛。

—————————————— 案例 31 ——————————————

病例　余某某，女，35岁，初诊时间2012年7月。产后损伤腰椎及骶髂关节，双脚及双膝不能并拢，距离大于20厘米。诊断为腰椎侧弯后凸错位。

调理过程　第一次调理时，对侧弯后凸错位的腰椎进行手法复位，并配合点按夹脊穴、至阳、命门、次髎等穴位，调理后双脚及双膝立即可并拢。第二次调理时，触摸患者腰椎棘突时有轻微错位，立即调整复位。调理5次后，患者基本痊愈。

医嘱　调理期间，腰部不能左右扭动，不能弯腰，坐要坐正，后背贴实椅背，不能跷二郎腿，站要站直，保持腰部相对静止状态。调理结束后，要注意养护好腰椎，避风寒，少负重。

—————————————— 案例 32 ——————————————

病例　毕某某，女，38岁，初诊时间2010年7月。患者二胎产后损伤腰椎及骶髂关节，腰疼腰酸，双脚双膝不能并拢，腰以下冰凉，双下肢乏力。诊断为腰椎侧弯后凸错位。

调理过程　第一次调理时，对旋转后凸错位的腰椎进行手法复位，配合按揉次髎、气海、关元等穴位。调理后腰疼腿疼症状消失，双脚双膝随即可以并拢，自觉有一股暖流从腰部流往下肢。连续5天复查调理后，患者诉腰以下冰凉感消失，下肢有力，腰疼明显缓解，双脚双腿可自然并拢。

医嘱　调理期间，腰部不能左右晃动，坐姿挺直，保持腰部相对静止直立状态。调理结束后，注意腰间保暖，不要受寒，少吃生冷食物。提重物时应先蹲下拿到物品，然后慢慢起身，尽量做到不弯腰。

—————————————— 案例 33 ——————————————

病例　毕某某，男，34岁，初诊时间2010年7月。患者近3年周身疼痛僵硬，怕冷，乏力，生活不能自理，从头至腰不能转动。经医院检查，诊断为强直性脊柱炎。

调理过程

第一次调理时，对旋转后凸错位的脊椎进行手法复位，配合按压夹脊穴、次髎、气海俞、关元俞等穴位以通经活络，调理后周身疼痛缓解，脊柱僵硬症状缓解，可轻微活动。第二次调理后，身体渐充实有力，腿脚轻便，走路时较前轻松。第三次调理后，患者自觉浑身轻松，僵直的肌肉开始松软。继续调理 7 次后，患者痊愈，周身疼痛僵硬，怕冷，乏力的症状消失，身体关节活动自如。

医嘱

调理恢复期不要负重，不要长时间弯腰，不要斜向拿取物品，睡硬板床，可以用单杠、双杠或扶手椅牵引活动，不要斜向倚靠沙发。

——————— **案例 34** ———————

病例

郭某某，女，48岁，初诊时间2011年5月。患者自觉浑身乏力，酸胀痛，小便少，经诊断为整条脊柱后凸旋转错位。

调理过程

经复位手法调理后，患者立即觉得浑身轻松，后续复查调理 5 次后，浑身乏力、酸胀痛的症状完全消失，且体重减轻。

第一次调理，对旋转后凸错位的脊椎进行手法复位，配合按压夹脊穴、水分、关元俞等穴位。调理后周身疼痛缓解，浑身轻松，有尿意。第二次调理，患者自诉首次调理后，排尿十余次。第三次调理，体重减轻，浮肿好转。继续调理两次后，患者乏力、酸胀痛的症状完全消失，小便次数正常，且浮肿消失，体型正常。

医嘱

调理时，注意卧硬床，保持头项躯干相对静止状态，以防脊椎发生二次错位。调理结束后，注意坐姿、站姿、睡姿。

——————— **案例 35** ———————

病例

高某某，男，70岁，初诊时间2012年9月。患者有高血压病史、尿频20余年，长期服药控制，常发头晕，失眠，腰腿疼痛。触诊后诊断为颈椎、胸椎、腰椎旋转错位。

调理过程

第一次调理时，通过对颈椎、胸椎、腰椎的旋转错位处进行矫正复位，配合点、按、揉夹脊穴 5 ~ 10 次以行气活血。调理结束后，患者腰腿疼痛症状缓解，头部轻松。第二次调理时，患者诉失眠症状缓解，小便次数正常，晨起未服降压药的情况下监测血压正常。连续 7 天的复查调理，把患者稍微错位的小关节再次复位，直至手下感觉脊椎生理序列排列正常，稳定。患者诉治疗期间未服降压药，每天监控血压均在正常范围。头晕失眠，腰腿疼痛的症状完全消失，小便次数正常。一个月后随访，治疗结束后在未服降压药下，至今血压仍正常。

注：仅能治疗脊椎错位导致的高血压，原发性高血压则不适合。

医嘱

因患者年纪较大，韧带松弛，故嘱患者调理时应在床上休养 10 天，防止身体左右扭动，造成脊椎第二次错位。

--------- 案例 36 ---------

病例

刘某某，女，21岁，初诊时间2017年5月。由于长期学习坐姿不良，导致头晕恶心，精神萎靡，含胸驼背。诊断为颈椎胸椎旋转错位。

调理过程

调理时，通过对颈椎、胸椎的旋转错位处进行矫正复位，配合点、按、揉夹脊穴 5 ~ 10 次以行气活血，调理结束后，患者头晕、恶心的症状立即消失，后复查两次，患者痊愈。

医嘱

调理后注意纠正坐姿、睡姿。

--------- 案例 37 ---------

病例

王某某，男，4岁，初诊时间2017年7月。不自主地头部晃动、抖肩。西医诊断为抽动症，经触诊诊断为颈椎旋转错位压迫神经，而非西医所诊断的抽动症。

调理过程

调理时，轻轻按揉患儿颈部以放松肌肉，对颈椎旋转错位处进行矫正复位，调理结束后，患儿立刻停止头部和肩部的抖动。仅调理一次即痊愈，后随访如常。

医嘱

患儿年龄较小，调理完后父母应适当控制患儿的肢体活动幅度，以防造成二次伤害。

案例 38

病例　苏某某，女，13岁，初诊时间2016年4月。患者9岁时因乘坐过山车时身体晃动幅度过大，造成颈椎胸椎错位，随后感觉头晕、恶心、呕吐，胸闷憋气，出现挤眉弄眼症状。经医院检查后诊断为抽动症。

调理过程　触诊后诊断为颈椎胸椎旋转错位压迫神经。调理时，通过对颈椎、胸椎旋转错位处进行矫正复位，配合点、按、揉夹颈穴以行气活血，调理结束后，患者挤眉弄眼、头晕恶心、胸闷憋气的症状消失。仅调理一次即痊愈，后随访如常。

医嘱　调理结束后，要避免和减少急性损伤，如抬重物、危险性游戏等，学习时注意改正不良姿势，每工作 1 ~ 2 小时需要做适度颈部活动。

案例 39

病例　李某某，女，42岁，初诊时间2015年2月。患者自觉鼻塞，有异物感，耳鸣，手麻，心前区憋闷刺痛，头疼，头晕欲吐。

调理过程　触诊后诊断为颈椎胸椎旋转后凸错位压迫神经。调理时，通过对颈椎胸椎旋转后凸错位处进行矫正复位，配合点、按、揉大椎、风府、肺俞、心俞、至阳等穴位以调畅气血。调理结束后患者鼻塞的症状立刻消失，心胸舒畅，耳鸣、头疼头晕等症状均明显减轻。后续调理两次，诸症消失，后随访如常。

医嘱　40 岁以上的人，脊柱多开始有退行性改变，因此更应重视预防脊柱病的发生。选择高低合适的枕头，天气寒冷时要注意颈腰部保暖，减少缩颈、耸肩、弯腰等不良姿势，与人谈话、看电视、看电影或看书报，要尽可能正面注视，保持颈部肌肉放松。

案例 40

病例　王某某，女，34岁，初诊时间2017年5月。怕风怕凉，颈部僵硬，有按压痛，反复落枕。落枕后多次进行推拿调理，但仍反复落枕。

调理过程　触诊后诊断为颈椎旋转后凸错位。进行手法复位调理后，患者自觉颈部舒展自如。

第一次调理时，通过对颈椎旋转后凸错位处进行矫正复位，配合点、按、揉夹颈穴以行气活血。调理结束后患者自觉颈部肌肉放松，按压痛消失。一年后随访，颈部怕风怕凉症状消失，没有再出现过落枕。

医嘱　经常落枕的患者，一定要选择高度适中的枕头，要注意避免受凉、吹风和淋雨，晚上睡觉时一定要穿有领上衣，盖好被子，尤其是肩颈部被子要塞紧，以免熟睡时受凉，使风寒邪气侵袭颈肩部引起气血瘀滞而发病。

案例 41

病例　郭某某，男，65岁，初诊时间2016年3月。患者手抖、脚抖、头抖，舌硬而顶上颚，张口困难，语言不利，症状持续8年时间，医院诊断为帕金森综合征。

调理过程　触诊后认为是脊体错位导致，经手法调理颈椎、胸椎、腰椎的错位后，患者肢体停止抖动，舌体柔软，言语自如。

第一次调理时，通过对颈椎、胸椎、腰椎旋转后凸错位处进行矫正复位，配合点、按、揉夹脊穴以行气活血。调理结束后患者舌头柔软，活动自如，发音正常，不自主肢体颤动消失。复查调理4次后，患者诸症消失，一如常人。

医嘱　调理过程中，一般 7 天内必须注意平卧，面朝天，忌抬头，忌侧睡，忌左右挪动躯体，保持脊椎在一条水平线上。调理结束后，注意养护脊椎，不搬重物，不剧烈活动。

案例 42

病例　王某某，女，12岁，初诊时间2010年5月。鼻塞，头疼，晨起多见黄脓涕，憋闷，夜睡张口呼吸。

调理过程　诊断为脊椎旋转错位，经手法复位调理颈椎后，患者晨起脓涕消失，呼吸通畅，头痛消失。

第一次调理时，通过对脊椎的旋转错位处进行矫正复位，配合点、按、揉夹脊穴5～10次以行气活血。调理结束后，患者呼吸通畅，头痛明显减轻。第二次调理时，患者诉晨起黄脓涕明显减少。继续复查调理3次后，患者晨起脓涕消失，呼吸通畅，头痛消失。一个月后随访，症状无复发。

医嘱　调理期间注意休息和保暖，尽量避免吹空调风扇，不吃冷饮。

案例 43

病例　孙某某，女，65岁，初诊时间2007年3月。腿疼，不耐久行，尿急尿频。医院诊断为腰椎错位滑脱，建议手术治疗，因患者年纪大，考虑手术风险较大，希望无创治疗。

调理过程　第一次调理时，对旋转后凸错位的腰椎进行手法复位，并配合点按夹脊穴、腰阳关、肾俞等穴位，调理后腿疼症状消失，需平卧静养。第二次复查调理，继续触诊复查原错位的腰椎，患者诉尿频现象已有好转。后3次复查调理，状况均无异常，滑脱的腰椎也无反弹迹象，患者诉身体舒适，尿急尿频，腿疼等症状均消失。一个月后随访，患者步行不受时间限制，其余症状亦无复发。

医嘱　因患者年纪较大，韧带松弛，故嘱患者10天休养期需24小时卧床，平卧静养。

案例 44

病例　党某某，女，23岁，初诊时间2018年5月。患者初中时，因落枕治疗不当，左肩颈间肌肉隆起，质硬，按压疼痛，平时无症状，仅看见肩部鼓起包块。

调理过程　经诊断为颈椎旋转后凸错位。对其颈椎进行复位调理后，患者自觉颈部轻松，大包硬块开始松软，按压无疼痛感。后经5次调理硬块消失。第一次调理时，对旋转后凸错位的颈椎进行手法复位，并配合点按夹颈穴。手法轻柔和缓，调理后自觉颈部放松，隆起肌肉较前松软，包块按压不觉痛。连续5天调理后，肉眼所见隆起消失，一切如常。

医嘱　平日注意颈部护理，避风寒，注意睡姿，防止落枕。落枕后需及时就医，以免延误病情。

— 案例 45 —

病例　马某某，女，47岁，初诊时间2018年2月。脑出血后遗症，右臂因疼痛而抬举受限，最高抬至与颈部相平，诊断为颈椎旋转后凸错位。

调理过程　第一次调理时，对旋转后凸错位的颈椎进行手法复位，并配合点按大椎、肩井、夹颈等穴位 5 ~ 10 次。调理后，右臂疼痛消失，右侧肢体活动度增大。连续 5 天调理，稳固颈椎的生理序列排列，防止其再次错位，调理结束后，患者右臂疼痛消失，右侧上肢抬举完全不受限制，一如常人。

医嘱　调理期间，忌低头、抬头，遇到需转头情况，需肩与头整体转动，切忌只扭头。愈合期间，低头、仰头、左右转头皆不宜，保持颈椎静止直立。调理后，注意纠正不良坐姿、睡姿。

— 案例 46 —

病例　张某某，女，45岁，初诊时间2017年3月。患者右上肢抬举受限，仅能与颈部相平，诊断为颈椎旋转后凸错位。

调理过程　对其颈椎进行复位调理后，患者右上肢活动度随即增大，经5次调理后，抬举完全不受限。

第一次调理时，对旋转后凸错位的颈椎进行手法复位，并配合点按大椎、肩井、夹颈等穴位5 ~ 10次。调理后，右侧肢体活动度立刻增大。连续5天调理，症状逐日缓解，调理结束后，患者右侧上肢活动自如。

医嘱　调理期间，忌低头、抬头，遇到需转头情况，需肩与头整体转动，切忌只扭头。愈合期间，低头、仰头、左右转头皆不宜，保持颈椎静止直立。调理后，注意纠正不良坐姿、睡姿。

— 案例 47 —

病例　张某某，女，60岁，初诊时间2017年1月。患者为脑梗死后遗症，症见半侧肢体活动不利，浑身乏力，面色晦暗。

调理过程

经诊断为颈椎、胸椎、腰椎错位。第一次调理时，对旋转错位的颈椎、胸椎、腰椎进行手法复位，并配合点按夹脊穴以舒筋活络。调理后，患者半侧肢体活动自如，面色红润。然后连续5天复查调理，触诊复查原错位的腰椎，防止因护养不当而再次错位。患者遵医嘱，护理良好，椎体关节稳定性增加，序列排列整齐。5次调理后，患者活动如常人。一个月后随访，无复发。

医嘱

调理期间，患者颈胸腰不能左右转动，不能低头、仰头、弯腰后仰，坐要坐正，后背贴实椅背，站要站直，睡要睡直。调理后，日常生活注意不要跷二郎腿，注意坐姿、走姿、睡姿。

注：脑梗死引起的半身不遂不在调理范围。

案例 48

病例

李某某，女，31岁，初诊时间2017年6月。患者诉常年头晕恶心，头脑不清，后经诊断为颈椎错位，偏向右侧。

调理过程

对其颈椎进行复位调理后，头晕恶心的症状立即缓解，眼前豁然明亮，头脑清晰。

第一次调理时，通过触摸患者颈椎的病变部位，颈椎第3椎体偏向右侧，通过对颈椎第3椎体的复位矫正，配合点、按、揉颈椎旁边的夹颈、大椎、肩井穴位5~10次。调理后，患者诉头晕恶心的症状立即缓解，眼前一亮，头脑清晰。后又进行4次复查调理，保持颈椎的正常序列，纠正右侧错位，患者头晕恶心症状不再出现，一如常人。

医嘱

调理期间，忌低头、抬头，遇到需转头情况，需肩颈与头整体转动，切忌只扭头。愈合期间，低头、仰头、左右转头皆不宜，保持颈椎静止直立。调理后，注意纠正不良坐姿、睡姿。

案例 49

毛某某，女，28岁，初诊时间2017年8月。患者面部多发痤疮，黑眼圈严重，头痛严重，曾多方求医，均未解决痤疮和黑眼圈的问题。

调理过程

经诊断为颈椎旋转错位。第一次调理时，通过对颈椎后突加旋转错位处进行矫正复位，配合点、按、揉颈椎旁边的夹颈、大椎、肩井等穴 5 ~ 10 次，调理半小时后，患者黑眼圈明显减轻。随后调理 3 次，继续稳固复位后不稳定的关节，并嘱患者重视术后调养休息术。经 5 次治疗，患者黑眼圈明显淡化，痤疮逐渐消退。

医嘱

调理期间，直立状态下，遇到需转头情况下，要肩颈和头或直接身体整体转动，切忌只扭头。愈合期间，点头、低头、后仰、左右转头都不宜，保持颈椎静止直立。白天戴颈托 10 天左右，10 天后待颈椎无酸痛感即可取下。调理后，遵守日常颈椎保养术，注意坐姿正确。

案例 50

病例

徐某某，女，就诊时间2012年6月。患者畏风畏寒严重，夏日不可穿裙露膝，屋里不可开空调，下肢疼痛，偏头痛，胃痛。

调理过程

经诊断为颈椎、胸椎、腰椎旋转加左右错位。脊椎错位，则气滞血瘀，进而导致阳气无力推动，阳气不足不能温煦。对其整条脊椎进行复位调理时患者出现剧烈打寒战的症状，加盖两层被子，施术者将手置于患者脊背上方约 20 厘米处，觉手下冰冷，此为排寒现象。排寒半小时后配合手法调理，患者身体微微汗出，逐渐回暖，诸症消失。半月后随访，寒热感受如常人。

第一次调理时，对错位的颈椎、胸椎、腰椎进行手法复位，点按夹脊穴。调理后患者出现排寒现象，再次配合手法治疗过后，患者怕冷症状完全消失。后续5天调理，继续触诊复查原错位的脊椎，患者脊椎恢复至生理序列，寒热感受如常人。

医嘱

调理期间注意要面朝上平卧，忌抬头、忌侧睡，平卧时不能左右挪动躯体，保持脊椎在一条水平线上。调理结束后，休息时尽量保持平卧体位。

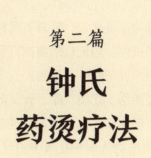

第二篇

钟氏
药烫疗法

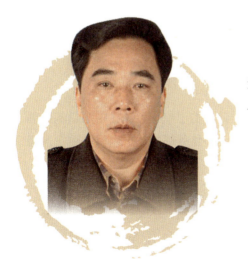

技术持有人钟鸣简介

钟鸣，生于广东紫金中医世家。1983年开始行医，专于中医内科，精于治疗肝病、心脑血管疾病、肿瘤及妇科疾病。

其自主研制的钟氏药烫包等减少了中药口服的不适，避免了毒副作用对肝、肾、肠胃的损害，开辟了内病外治的新途径。

一、药烫疗法简介

药烫疗法又称药物热熨疗法，热熨法治疗疾病历史悠久，是中医学外治法的重要组成部分之一。热熨法是指将药物包煎热后烫患部，与皮肤直接接触的温烫疗法。依据经络相关理论循经选穴，针对不同种类疾病，选取相应药烫包敷在患处或者腧穴，并来回移动按摩。药烫包的温热可促进腠理疏通、气血流畅，载药物直达病所，通过热力的刺激及药性的渗透起到行气活血、散寒除湿、舒经通络、消肿止痛的作用，实现通经活络、化瘀止痛、软坚散结的治疗目的。由于该法具有价格低廉、操作简单、不良反应小等优点，容易被患者所接受。

中医学对于热熨法的认识早在黄帝内经就有记载，《素问·血气形态篇》曰："形苦志乐，病生于筋，治之以熨引""刺布衣者以火焠之，刺大人者以药熨之"。《史记·扁鹊仓公列传》中也提及五分之熨这种疗法，唐代孙思邈的《千金要方》以及明代李时珍的《本草纲目》也有很多关于热熨法的描述。

东晋葛洪《肘后备急方》云："若头身痛，癫倒、烦满欲死。取囊贮大豆蒸熟，逐冷处熨之，作两囊更番为佳。"

唐代孙思邈《千金要方》记载："胁痛如打方，芫花、菊花等分，踯躅花半斤，布囊贮，蒸令热，以熨痛处，冷复易之。"

宋代朱肱《南阳活人书》又倡用"阴阳熨法"，即先用冷熨法，再施以热熨，重复交替使用数次，以治疗二便不通之证。《内经》创药熨之法以来，历代医家在此基础上不断创新，扩大其治疗范围，为后世临床提供宝贵经验。

二、药烫作用机制

药烫的作用机制是基于中医学整体观念，辨证论治思想指导，在中医学基础理论、针灸经络学说基础上发展起来的一种外治法。经络外联肢节，内属脏腑，沟通内外上下，行气血，协调全身功能。

药烫法的作用部位在皮肤，属于经络学中的皮部，穴位为脏腑之气输注体表的部位。通过温热之力和药力，由表及里，连经络，通脏腑，达到行气活血、调整阴阳的目的。《素问·至真要大论》曰："从内之外者，调其内；从外之内者，治其外"，"内者内治，外者外治"。清代吴尚也提出："外治之理即内治之理，外治之药亦即内治之药，所异者法耳。医理、药性无二，而法则神奇变幻。"同时，从现代医学角度看，该治疗方法属于物理疗法，作用于皮肤表面，刺激体表神经，通过热刺激达到扩张血管、改善微循环、消除水肿、减轻炎症反应以及提高免疫力的目的，既能够促进血液循环，增进新陈代谢，提高免疫力，又有除湿等效果。药烫不是热的单独作用，而是热和药的相互协同，相互影响。

在给药途径方面，该法从皮肤给药，现代药理研究认为药物经皮肤吸收，过程主要是包括两方面。

透吸收，透过皮肤表面结构到达细胞外间质，药物经皮渗透，在局部形成一定浓度，从而发挥较强的药理作用。由于药物及热刺激，使局部血管扩张，血液循环加快，从而促进药物的渗透、吸收和传播，增加全身的效应。

相吸收，药物通过皮肤微循环到血液循环，局部血管扩张，血流加快而改善周围组织的供血，某些刺激性较强的药物能强烈刺激腧穴，通过神经反射激发机体的调节作用，从而提高机体的免疫力。

药烫疗法通过透皮给药，药物经过皮肤吸收后可以有效地调节经络脏腑，利用药物的温热性能和外加热力，刺激局部经络穴位，可达到温通经络、行气活血、祛湿散寒的功效。通过对经络的调整，达到补虚泻实，促进阴阳平衡，起到治疗保健的作用。

三、药烫包的分类及功效

（一）小药包

1号药包
调理风寒湿瘀痹包

成分：当归、柴胡、独活、川芎、牛膝等19味药
功效：活血通络、强筋健骨、祛风除湿
主治：颈椎、腰椎、肩关节、膝关节等风湿类疼痛、肌肉酸痛等

2号药包
调理妇科包

成分：当归、川芎、益母草、莪术、葵树子等18味药
功效：活血化瘀、软坚散结、补血暖宫
主治：子宫肌瘤、卵巢囊肿、乳腺增生、乳腺结节等

3号药包
参芪扶正引火归元包

成分：人参、生黄芪、红景天、艾叶、防风、威灵仙等20味药
功效：补气、养血、养颜
主治：体质虚弱、面黄肌瘦、气血两虚、祛斑养颜

4号药包
补肾
调理包

成分：肉苁蓉、淫羊藿、熟地、党参根等

功效：补肾、补气、温阳散寒

主治：肾结石、输尿管结石等生殖泌尿系疾病、宫寒不孕、性功能低下等

（二）大药包

1号药包
活血化瘀
调理包

成分：透骨草、川杜仲、菟丝子、散血丹、过江龙、乳香等29味药

功效：温经散寒、舒筋活络、化瘀止痛

主治：颈型及神经根型颈椎病、肩周炎、腰椎间盘突出、腰背筋膜炎、膝关节痛、足痛等

2号药包
调理肿瘤
积滞包

成分：三棱、粉防己、重楼、生黄芪、当归、千年健等34味药

功效：破血逐瘀、软坚散结、清热解毒

主治：囊肿、恶性肿瘤类疾病

3号药包
调理妇科肌
瘤、增生包

成分：两面针、过江龙、瓦楞子、山慈菇、橘核等25味药

功效：活血通络、软坚散结

主治：子宫肌瘤、乳腺增生、盆腔炎等

4号药包
调理风湿、
类风湿包

成分：楮实子、皂角刺、威灵仙、红藤、苏子、紫花地丁、肿节风等35味药

功效：活血补血、软坚散结、通络止痛、祛风除湿

主治：风湿、类风湿、强直性脊柱炎等免疫系统疾病

四、药烫的基本操作及施术手法

（一）操作流程

1. 小药包使用前预处理

需要器具

（1）浸泡药包容器一个（根据所需浸泡药包大小、多少选取合适的浸泡容器，容器需选取塑料或玻璃材质，避免使用金属材质，以防腐蚀）。

（2）40度米酒。

（3）厚布手套一副。

（4）胶手套一副。

（5）煮药包器具一个（推荐老式电饭煲）。

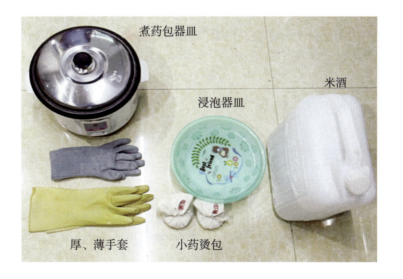

工序

（1）将需要使用的小药包放入浸泡容器内，倒入适量米酒，以没过药包最高处为宜，盖上盖浸泡2小时，过程需密封。

（2）将浸泡好的小药包连同浸泡液一起倒入电饭煲内，加水至没过药包为宜。

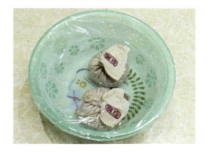

（3）盖上盖，煮沸开始计
时，30分钟后药包方
可使用。

（4）下次使用时，需加适
量米酒煮药包。

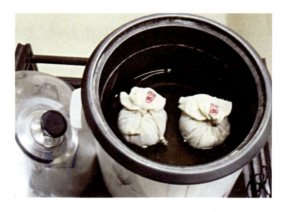

2. 大药包使用前预处理

需要
器具

（1）浸泡药包容器一个（根据所需浸泡药包大小、多少选取合适的浸
泡容器，容器需选取塑料或玻璃材质，避免使用金属材质，以防
腐蚀）。

（2）蒸锅一个（建议选用毛巾消毒车）。

（3）适量米醋。

（4）厚布手套一副。

（5）胶手套一副。

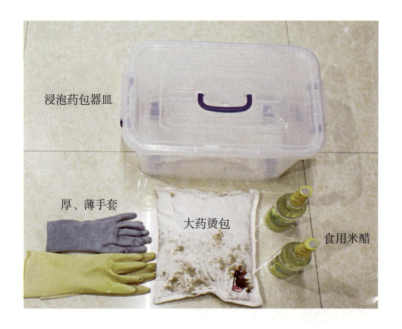

浸泡药包器皿

厚、薄手套

大药烫包

食用米醋

工序　（1）将所需浸泡的药包放入容器内，倒入适量米醋，以浸过药包面为准，盖上盖浸泡，时间以4小时为宜，过程需密封。

（2）先把浸泡液倒入蒸锅内，放上隔离网，再把浸泡好的大药包放在上面，注意容器内的水距离隔离网至少要12～13厘米，这样在蒸煮过程中下面的水液才不会浸到药包上面来。

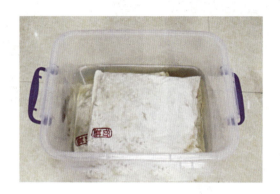 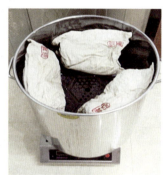

（3）蒸锅水沸开始计时，2小时后药包方可使用。

（4）下次使用药包时，需用米醋将药包浇透再按上述要求蒸药包。

（二）操作规范及施术手法

1．小药包

操作规范　● 施术前，施术者先戴一层厚布手套再戴一层胶手套，以防烫伤。

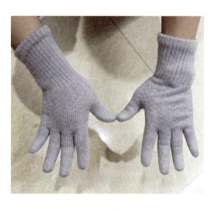 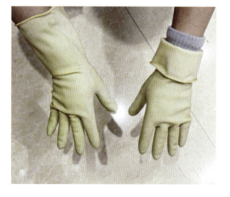

- 施术开始，先将药包拧干，以不滴药汁为标准，以鸟啄法施术于患者相关经络及穴位。
- 当药包温度降至患者不觉烫伤疼痛为度，将药包放在患者治疗的重点穴位上。

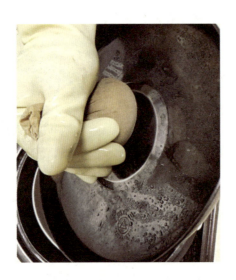
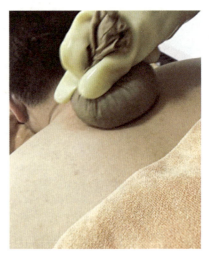

- 再取锅里热的药包继续施术。待药包温度适宜时，替换之前放在重点穴位的药包，替换下来的药包放回锅内继续加热，循环使用。
- 换药包间隙，应用厚毛巾覆盖患者治疗部位，保持温度。
- 每个治疗部位的敷药时间应保持在10～40分钟，根据患者情况辨证论治，合理调节敷药时间。
- 施术过程中，需经常询问患者热感程度，以温热而不烫伤为宜，以达到最佳的治疗效果。
- 整体施术完毕后，嘱咐患者及时穿衣保暖，饮温开水补充水分，静坐待汗消后方可离开。

施术技法

① 鸟啄法

以类似鸟啄食的动作轻点患部皮肤，动作快而轻，循环施术于患部。不可在同一位置停留过久，以免烫伤患者皮肤。施术过程中询问患者热感反应，以患者可耐受热度为宜。此法在药包刚开始温度较高时使用。使用此法前，先用药包点按自己小臂以测试药包温度是否过高。

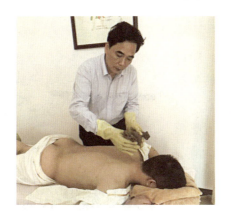
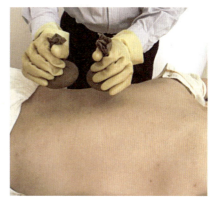

②点按法

此法与鸟啄法类似，区别在于药包在患部皮肤停留时间较长，力度较大。施术过程中询问患者热感反应，以患者可耐受热度为宜。此法在药包使用一段时间后，温度开始下降时使用。

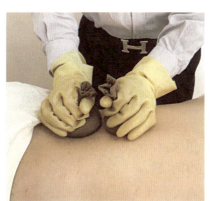
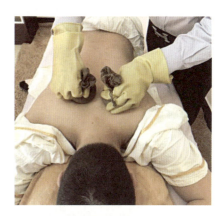
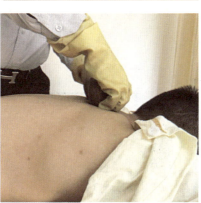
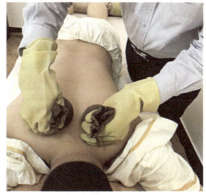

③ 推揉法

手拿药包力度从轻到重，伴以按、旋转等动作，来回旋转推揉于施术区域。施术时，注意用力均匀。施术过程中询问患者热感反应，以患者可耐受热度为宜。此法不能在药包刚拿出、温度较高时使用。应待其温度降至适宜，不烫伤为度。此法为重点技法，目的是让药包热力、药力渗入皮肤，直达人体内部。

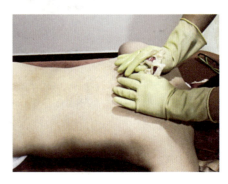

2. 大药包

操作规范

- 施术前，让患者以舒适的姿势平躺或者平趴在理疗床上，在患者施术部位平铺6~8层毛巾。
- 施术者将准备好的药包平放在毛巾上，药包放好后，再铺2~3层毛巾在药包上，以减慢药包温度下降的速度。

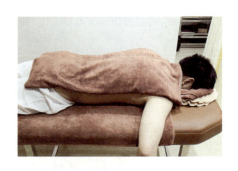

- 施术过程中关注患者耐热情况，询问患者药包温度是否合适，根据情况增加或减少药包下面毛巾的层数。
- 操作恰当的情况下，药包温度持续在1~1.5小时之间。
- 施术完毕后，嘱咐患者及时穿衣保暖，饮温开水补充水分，静坐待汗消后方可离开。

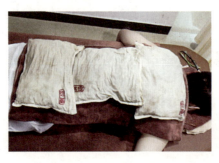

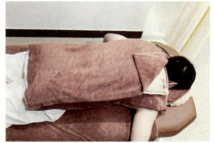

施术技法 大药包施术技法操作起来比小药包简单，按照大药包使用过程中的操作流程即可，将药包敷于治疗部位及相关经络穴位，静置1小时，待热力及药力渗至皮下即可。

五、常见病的药烫治疗

（一）骨伤科疼痛类调理

主要针对肩周炎、坐骨神经痛、颈椎疼痛、腰椎增生及劳损等症。

肩周炎是肩部组织长期受到寒凉侵袭或外力牵拉扭旋，进而磨损产生的一种相应组织慢性退行性无菌性炎症病变，其临床表现为肩部疼痛及功能障碍。

坐骨神经痛是因坐骨神经间质炎或其邻近组织病变累及坐骨神经而引发的坐骨神经通路及其分布区的疼痛。

骨质增生性腰痛是因腰椎骨质增生而压迫神经、肌肉组织而致的腰痛。

药熨疗法具有祛风除湿、通痹止痛的作用，药烫能减少神经末梢致痛物质的释放，阻滞痛觉的传导而达到止痛的效果。病变部位血管扩张，改善病灶处血液循环及组织营养，促进无菌性炎症病灶吸收，解除局部肌肉组织痉挛，能较快使疼痛消除、功能恢复。

选用药包 1号小药包和1号大药包。

主要作用 活血化瘀，散寒祛风。

操作方法 按上述大小药包操作规范和施术技法来进行，大药包可以敷垫在背部督脉、膀胱经上。小药包在手脚、颈椎、腰椎关节处以及肝胆经、胃经、脾经、肾经来回反复烫。

1．颈椎病调理

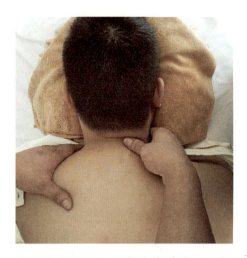

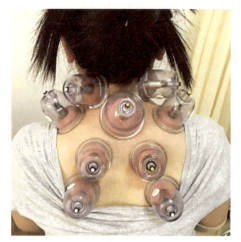

颈部推拿放松　患者取俯卧位，颈部暴露，一指禅推颈部三线，双侧风池至肩井，风府至大椎，梳理完毕后拿肩颈结束。

颈部拔罐　按上述推拿操作后，在经络瘀堵处进行常规消毒，点刺使其出血，进行拔罐，留罐15分钟，将包块中瘀血拔出，用75%乙醇进行创面消毒清理。重点取颈部夹脊、大椎、风门、肺俞等穴位，以疏通肩颈部经络。

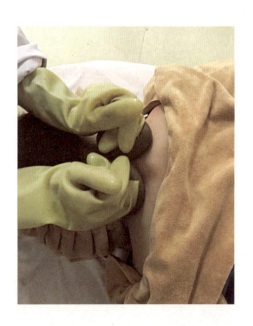

颈部药烫　选用1号小药包，选取督脉、手少阳三焦经、手太阳小肠经等循行过肩颈部位的经络，将加热处理后的药包拧干，分别沿所选经络循行方向，自上而下快速熨烫，以肘部力量带动腕部关节活动，灵活快速地将药包按下提起，反复数次，至皮肤潮红为度。待皮肤潮红后再行药包推拿术，手持药包在经络循行部位缓慢用力按揉，借助手腕部力量将药汁渗透皮下，以皮肤给药方式，达活血化瘀之目的。其余经络操作同督脉。

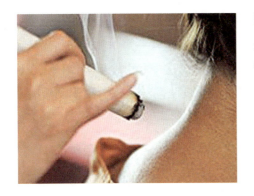

颈部艾灸　以上三步完成后，在颈部进行艾灸治疗，温和灸15分钟，至颈部潮红为度。

2. 肩周炎调理

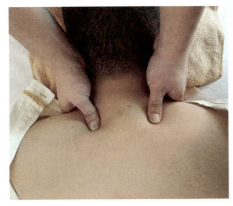

肩部推拿　用拿法放松肩部肌肉群，重点放松肩胛提肌、斜方肌，按压冈上肌。

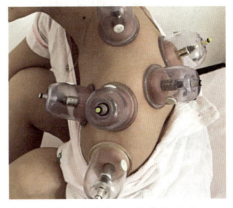

肩部拔罐　在肩部以肩井穴为中心，呈放射状拔罐。

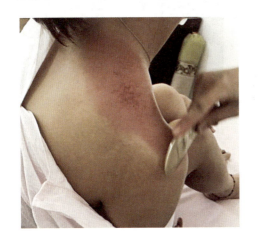

肩部刮痧　选取肩部循行所过的经络常规消毒清洁，双手及刮痧板常规消毒，嘱患者采取坐立位，肩部暴露，予涂抹特制刮痧精油（以莪术、三棱、肉桂为原料加山茶油按比例调配熬制），右手持刮痧板柄尾部，自大椎至肩井方向刮5～10分钟。

操作要点：手握刮痧板，使刮痧板底部横靠在手掌心位置，大拇指及另外四指呈弯曲状，分别放在刮痧板两侧，一侧用拇指固定，另一侧用其余四指固定。刮时借助腕部力量使刮痧板和皮肤之间呈45度角，力量适中并由轻到重刮拭，以患者能够承受为度，每次刮拭长度为6～10厘米，刮至皮肤潮红为度。由于刮痧时毛孔开泄，消耗正气，故时间不宜过长。

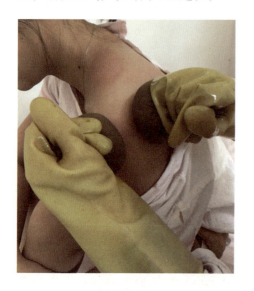

肩部药烫　选用1号小药包，选取督脉、手少阳三焦经、手太阳小肠经等循行过肩颈部位的经络，将加热处理后的药包拧干，分别沿所选经络循行方向，自上而下快速熨烫。以肘部力量带动腕部关节活动，灵活快速地将药包按下提起，反复数次，至皮肤潮红为度。待皮肤潮红后再行药包推拿术，手持药包在经络循行部位缓慢用力按揉，借助手腕部力量将药汁渗透皮下，以皮肤给药方式达活血化瘀之目的。其余经络操作同督脉。

3. 膝关节疼痛

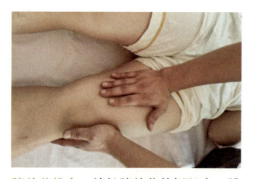

膝关节推拿　放松膝关节外侧肌肉、腓骨长肌和腓骨短肌，嘱患者屈膝位放松半月板，推髌骨，沿四个方向推到极致，增加髌骨的活动度。操作要点为手压住骨面，让力量渗透。

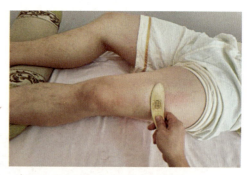

膝关节刮痧　重点刮膝关节附近的腧穴，从鹤顶穴上方向膝下方刮，从上到下刮到梁丘穴，从膝阳关刮到阳陵泉。

操作要点：借助腕部力量使刮痧板和皮肤之间呈45度角，力量适中并由轻到重刮拭，以患者能够承受为度，每次刮拭长度为6～10厘米，刮至皮肤潮红为度。膝眼和鹤顶穴是治疗膝关节疼痛的重要腧穴，刮痧时重点刮拭。

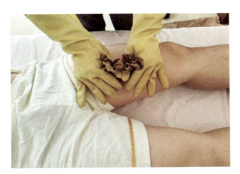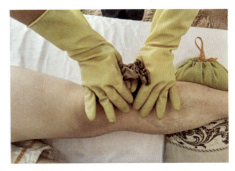

膝关节药烫　选用1号小药包，沿着循行过膝关节部位的经络，自上而下快速熨烫，以肘部力量带动腕部关节活动，灵活快速地将药包按下提起，反复数次，至皮肤潮红为度。待皮肤潮红后再行药包推拿术，手持药包在经络循行部位缓慢用力按揉，借助手腕部力量将药汁渗透皮下，以皮肤给药方式达活血化瘀、强筋健骨之目的。

4. 腰椎间盘突出

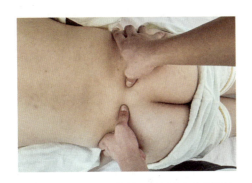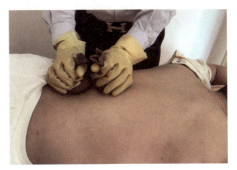

腰背部推拿　用弹拨手法放松腰背部两侧竖脊肌，用按揉手法放松背阔肌。操作时柔和有力，重点在腰眼穴、委中穴的位置点按。

腰部药烫　选用4号小药包，沿着督脉、膀胱经自上而下快速熨烫，在委中穴位置重点压烫，待药物渗透皮下，以肘部力量带动腕部关节活动，灵活快速地将药包按下提起，反复数次，至皮肤潮红为度。

腰背部刮痧　重点刮腰背部督脉及两侧膀胱经，借助腕部力量使刮痧板和皮肤之间呈45度角，力量适中并由轻到重刮拭，以患者能够承受为度，刮至皮肤潮红为度。

（二）风湿、类风湿调理

类风湿患者通常免疫力低下，中医学认为与肝脾肾有关，是风、寒、湿、痰、瘀、毒引起关节变形的一类疾病。西医学把风湿病称为"不死的癌症"，治疗上常用激素类药物及免疫制剂，久用损害肝肾。我们可以采用药烫这种外治法来活血散寒，祛风通经，补气固肾。

选用药包　1号、3号、4号小药包和4号大药包。

主要作用　活血补血，软坚散结，通络止痛，祛风散寒。

操作方法　首先按上述大小药包操作规范和施术技法来进行准备和操作。可以在腰部督脉、膀胱经和前胸、腹部垫敷大药包，小药包可以在关节及其他相关经络如肝胆经、脾经、肾经上来回熨烫。

1. 强直性脊柱炎

药烫方法　选用3号参芪扶正包和4号补肾包，沿督脉自大椎至长强穴快速熨烫，以肘部力量带动腕部关节活动，灵活快速地将药包按下提起，反复数次，至皮肤潮红为度。待皮肤潮红后再行药包推拿术，手持药包在经络循行部位缓慢用力按揉，将借助手腕部力量将药汁渗透皮下，以皮肤给药方式，达扶正补气、补肾壮阳之目的。

艾灸方法　将艾条掰成大小长短相等的艾柱，用酒精灯点燃，放置艾灸盒中备用。药粉调制：用高度白酒调和扶正补气通阳方，搅匀备用。嘱患者取仰卧体位，将药粉均匀涂抹于所选经络，然后在药膏上方覆盖一层保鲜膜，待保鲜膜覆盖好后再将灸盒置于患者督脉上，静置30分钟待艾柱燃尽热量消失后取下。

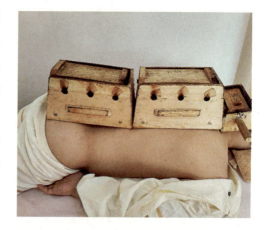

2. 风湿性膝关节炎

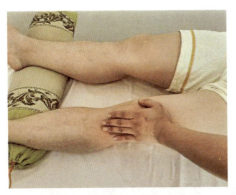 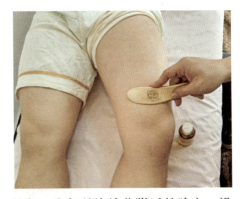

膝关节推拿 放松膝关节外侧肌肉、腓骨长肌、腓骨短肌，嘱患者屈膝位放松半月板，推髌骨，沿四个方向推到极致，增加髌骨的活动度，操作时手压住骨面，让力量渗透。

刮痧 重点刮膝关节附近的腧穴，沿鹤顶穴上方向膝下方刮，从上到下刮梁丘穴，从膝阳关刮到阳陵泉。

操作要点：借助腕部力量使刮痧板和皮肤之间呈45度角，力量适中并由轻到重刮拭，以患者能够承受为度，每次刮拭长度为6~10厘米，刮至皮肤潮红为度。

穴位拔罐 在内外膝眼穴和鹤顶穴进行拔罐，可见瘀血拔出，常规消毒处理。

药烫 选用1号大药包配合1号小药包，沿着循行过膝关节部位的经络，自上而下快速熨烫，以肘部力量带动腕部关节活动，灵活快速地将药包按下提起，反复数次，至皮肤潮红为度。待皮肤潮红后再行药包推拿术，手持药包在经络循行部位缓慢用力按揉，借助手腕部力量将药汁渗透皮下，以皮肤给药方式，达活血化瘀、强筋健骨之目的。

（三）肿瘤积滞类

通过病变部位来疏通其对应经络，通过"推、刮、拔"等方法疏通经络后再使用药烫，才能让药性更充分地通过表层渗透到体内，达到治病的效果。药烫包经过高温炮制后药物有效成分得以有效析出，高温炮制加之药物本身热性，作用于病变经络，可有效缓解病痛，起到良好的治疗作用。

选用药包   4号小药包和2号大药包。

主要作用   温经散寒，活血通络，软坚散结。

操作方法   首先按上述大小药包操作规范和施术技法来进行准备和操作。可以在督脉、膀胱经和前胸、腹部上垫敷大药包，在病灶处来回熨烫小药包。

1. 肺癌调理

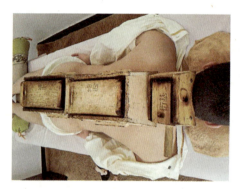

药粉铺灸   督脉通督补阳，振奋一身之气。

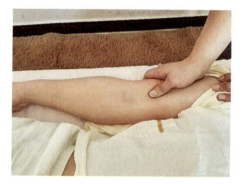

梳理肺经   沿着肺经循行方向，用点按揉法进行肺经梳理。

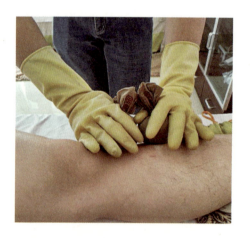

药烫   选用4号小药包，沿着脾经循行方向快速熨烫，以肘部力量带动腕部关节活动，灵活快速地将药包按下提起，反复数次，至皮肤潮红为度。待皮肤潮红后再行药包推拿术，手持药包在经络循行部位缓慢用力按揉，借助手腕部力量将药汁渗透皮下，以皮肤给药方式，达扶正补气、补肾壮阳之目的。2号大药包热敷督脉和膀胱经。

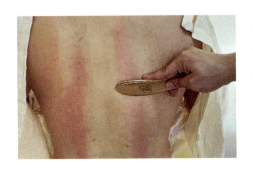

膀胱经刮痧　选用特制散结精油，沿着膀胱经循行方向，自上而下刮膀胱经。

操作要点：借助腕部力量使刮痧板和皮肤之间呈45度角，力量适中并由轻到重刮拭，以患者能够承受为度，刮至皮肤潮红。

2. 肝癌调理

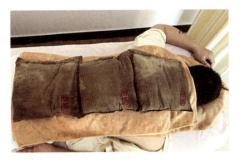

药粉铺灸　督脉通督补阳，振奋一身之气。

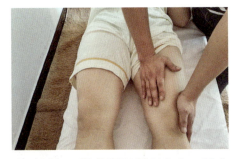

疏通肝经　沿着肝经循行方向，用点按揉法进行疏通。

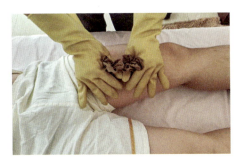

药烫　选用4号小药包，沿着肾经循行方向快速熨烫，以肘部力量带动腕部关节活动，灵活快速地将药包按下提起，反复数次，至皮肤潮红为度。待皮肤潮红后再行药包推拿术，手持药包在经络循行部位缓慢用力按揉，借助手腕力量将药汁渗透皮下，以皮肤给药方式，达扶正补气、补肾壮阳之目的。

在肝病治疗时选用滋肾包进行药烫起到滋水涵木的功效。选用2号大药包热敷督脉及膀胱经。

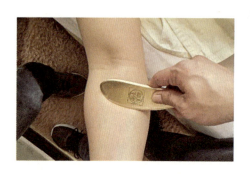

心包经刮痧　选用特制散结精油，沿着心包经循行方向，自上而下刮拭。

操作要点：借助腕部力量使刮痧板和皮肤之间呈45度角，力量适中并由轻到重刮拭，以患者能够承受为度，刮至皮肤潮红。

四联疗法在治疗肿瘤积滞类疾病时，遵循补母泻子疏本经的治疗原则。

（四）妇科类

主治妇科常见疾病，如乳腺增生、宫颈囊肿、子宫肌瘤、子宫肿瘤、月经不调、带下病、产后调理等。

妇科类疾病主要是三大原因：寒、虚、郁造成的。肝郁会造成气滞血瘀，比如乳腺增生、乳腺癌、子宫肌瘤、子宫肿瘤等。肝郁会木来克土，造成脾虚脾湿，比如白带过多。喝冷饮、吹空调等会造成五脏阴寒凝积，形成血瘀，比如肌瘤、囊肿、带下病、月经不调等。

治妇科病，首要一条是帮患者调整心态。妇科类的通用治疗方法就是疏肝、补气、养血、利湿等。妇科病主要是在肝、脾、肾三经，还有膀胱经（脾俞、肾俞、肝俞），重点在下肢，八髎、关元、神阙等部位。与前面几种方法一样，先通过"推、刮、拔"等方法疏通经络后，再使用药烫在上述部位重点治疗。

选用药包　2号、3号小药包和3号大药包。

主要作用　温经散寒，活血通络，软坚散结，祛风除湿。

操作方法　先按上述大小药包操作规范和施术技法来进行准备和操作。可以在八髎、督脉、膀胱经和少腹部上垫敷大药包，小药包可以在肝胆经、脾经、肾经和八髎上来回熨烫。

1. 乳腺增生调理

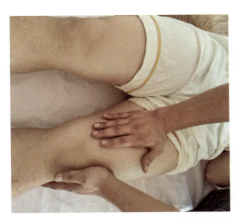

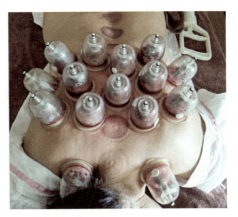

疏通肝、脾、肾三经 用点按揉法沿着三条经络循行方向进行梳理。根据经脉所过、主治所及的原理选取该三条经络，可起到疏通乳腺经络的作用。

肩背部乳腺反射区拔罐 按上述推拿操作后，在经络瘀堵处，进行常规消毒，点刺天宗穴及其他反应点使其出血，进行拔罐，留罐15分钟，起罐可见有瘀血拔出，用75%乙醇消毒清理创面。

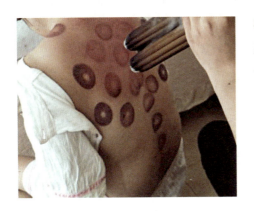

梅花香灸 选用特制药物香艾，在乳腺反射区悬灸2个小时，至乳腺区有黄色液体渗出为宜。

药烫 选用2号小药包，沿着乳腺反射区快速熨烫，以肘部力量带动腕部关节活动，灵活快速地将药包按下提起，反复数次，至皮肤潮红为度。待皮肤潮红后再行药包推拿术，手持药包在经络循行部位缓慢用力按揉，借助手腕部力量将药汁渗透皮下，以皮肤给药方式，达消肿散结、疏通乳腺的目的。

2. 子宫肌瘤

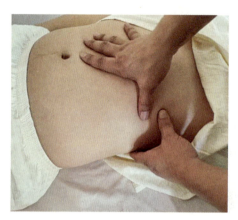 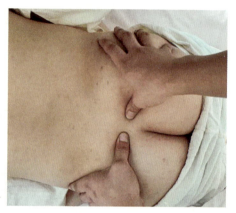

疏通腹部经络　用掌根揉法在小腹部进行梳理，至小腹部微微发热。

八髎穴点按　在八髎穴用点按的方法经行八髎穴推拿刺激30分钟，结束时经手掌擦热按压八髎。

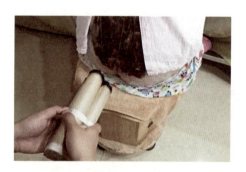

梅花香灸　选用特制药物香艾，在八髎穴及盆腔反射区敷上隔药粉（暖宫散寒药粉），在盆腔反射区及八髎穴位置悬灸2个小时，至八髎穴有汗液渗出为宜。

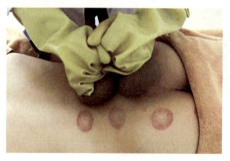

药烫　选用2号小药包，沿着八髎穴快速熨烫，以肘部力量带动腕部关节活动，灵活快速地将药包按下提起，反复数次，至皮肤潮红为度。待皮肤潮红后再行药包推拿术，手持药包在经络循行部位缓慢用力按揉。

（五）高血压、高血糖、高血脂等三高症调理

高血压、高血糖、高血脂主要是脾肾阳虚、肝胆郁滞、疏泄不利造成的，所以要采用补充阳气的方法，让上面相火降下来，"水升火降"，最终让血压变正常。

选用药包　4号小药包和1号大药包。

主要作用　温经散寒，活血通络，软坚散结，祛风除湿。

操作方法　首先按上述大小药包操作规范和施术技法来进行准备和操作。可以在腰部、督脉、膀胱经和腹部上垫敷大药包，小药包可以在下肢来回熨烫。

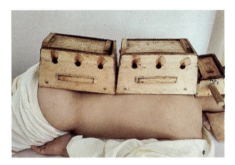

隔药粉铺灸督脉　补充体内阳气，阳气足则运化有力。

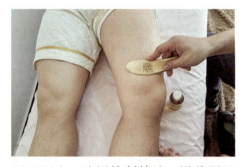

肝经刮痧　选用特制精油，沿着肝经循行方向，自上而下刮拭。

操作要点：借助腕部力量使刮痧板和皮肤之间呈45度角，力量适中并由轻到重刮拭，以患者能够承受为度，刮至皮肤潮红。

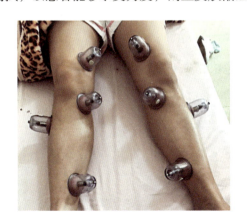

拔罐　沿着肝肾经络循行方向，在经络淤堵处进行常规消毒后，点刺使其出血，进行拔罐，留罐15分钟，起罐可见有瘀血拔出，用75%乙醇消毒清理创面。

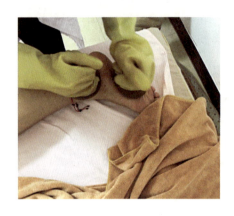

药烫 选用4号小药包，沿着肝脾肾经及涌泉穴快速熨烫，以肘部力量带动腕部关节活动，灵活快速地将药包按下提起，反复数次，至皮肤潮红为度。待皮肤潮红后再行药包推拿术，手持药包在经络循行部位缓慢用力按揉，经络药烫完成后在涌泉穴着重热烫20分钟，起到引火归元的功效。

六、药烫使用相关注意事项

（一）适应证和禁忌证

适应证

☑ 各种风湿、寒湿痹证

☑ 外感发热等疾病

☑ 一切因经脉不通所致的肢体关节筋肉疼痛、肿胀、麻木、瘫痪、挛缩和僵硬等症

☑ 各种痛证，如头痛、胁痛、腰痛、面痛、腹痛等

☑ 积聚、痞气、食滞、痰核、瘰疬等

☑ 癃闭、一切下焦虚冷、元阳衰惫之症

☑ 保健养生

禁忌证

☒ 皮肤破损处、局部知觉麻木、腹部包块性质不明以及一切炎症部位

☒ 实热证或麻醉未清醒者

☒ 高热、惊厥

☒ 婴幼儿、孕妇、妇女经期

（二）注意事项

① 药烫一般需要裸露体表，故操作时应注意室温适宜，空气新鲜，注意避风，以免感冒。

② 做过药烫项目后，请注意保暖，做药烫当天最好穿着长衣长裤。

③ 药烫前嘱患者排空小便。

④ 药烫袋温度不宜超过70℃，年老、婴幼儿不宜超过50℃。药烫过程中若药包温度偏低应立即更换或加热，若患者感到局部疼痛或出现水疱应立即停止操作，并进行适当处理。

⑤ 药烫后两个小时内不能洗澡，不能吃生冷食品。

⑥ 药烫后局部皮肤泛红会持续一段时间，属于正常现象。

⑦ 药烫过程要注意观察患者的情况，如有头晕、心慌应停止治疗。

⑧ 药烫治疗后的患者要注意避风保暖，不过度疲劳，饮食宜清淡。

实践案例

名词释义

腹九罐：腹九罐是指在双侧大横穴、天枢穴、中脘穴、水分穴、神阙穴、气海穴、关元穴9个穴位进行拔罐。

腰五罐：腰五罐是指在双侧大肠俞、肾俞、腰阳关5个穴位进行拔罐。

—— 案例 1 ——

病例

朱某某，男，76岁，初诊时间2016年7月26日。患者于2015年过年时外出突然摔跤，3个月未做处理，右上肢活动不利，前臂不能上举。2015年5月时突然不能行走，接受右侧股骨头置换术，术后疼痛稍有缓解，但仍行走不利。

调理过程

第一次调理

拔罐：膀胱经，风池，肝区放血（血浓且黑）。

推拿：用活血药酒推拿膀胱经、四肢、胆经、肝经。

艾灸：督脉，膀胱经，涌泉。

第二次调理

推拿：用活血药酒疏理头部，推拿膀胱经、四肢、腹部。

刮痧：膀胱经，肝经，胆经，脾经，脚踝。

艾灸：督脉，膀胱经，涌泉。

第三次调理

推拿：用活血药酒疏理头部，推拿膀胱经、肝经、胆经。

刮痧：膀胱经，肝经，胆经，脾经。

艾灸：膀胱经，足三里，三阴交，太溪，脚踝。

药烫：选取1号小药包沿上肢循行部位进行治疗。

第四次调理

推拿：腰背及四肢经络。

药烫：膀胱经，四肢，百会，涌泉。选用4号小药包，将加热处理后的药包拧干，分别沿所选经络循行方向，自上而下快速熨烫，以肘部力量带动腕关节活动，灵活快速地将药包按下提起，反复数次，至皮肤潮红为度。待皮肤潮红后再行药包推拿术，手持药包在经络循行部位缓慢用力按揉，借助手腕部力量将药汁渗透皮下，以皮肤给药方式，达活血化瘀之目的。

艾灸：从大椎到长强雷火灸约1个小时，灸至患者自觉汗出为度。

疗效

面色正常，右臂能举起20秒，脚较前有力，大便正常，起夜2次，饮食睡眠正常。患者经过两个月调理后上肢可抬起，可扶墙行走，饮食睡眠均正常。

———————————— 案例 2 ————————————

病例

申某某，女，43岁，初诊时间2017年3月3日。患者自觉胸部胀痛半年，发现双乳肿物一月余，于2016年8月行双乳靶向检查，结果显示双乳腺混合性增生，双乳结节，钼靶示BI-RADS 3级，双乳肿物性质待诊。检查一个月后进行右乳切除术，行化疗两次。

调理过程

第一次调理

推拿：患者取仰卧位，疏通双乳腺，推揉腹部、肝胆经。

拔罐：乳腺周围，腹九罐，血海，足三里，三阴交。

艾灸：普灸双乳。

第二次调理

推拿：膀胱经、小肠经、肝胆经行推拿放松术。

拔罐：乳腺反射区，天宗、少泽点刺放血。

艾灸：普灸督脉。

第三次调理

推拿：推揉膀胱经、小肠经、肝胆经。

拔罐：乳腺反射区，瘀点处放血，少泽穴点刺放血并拔罐。

艾灸：普灸督脉。

第四次调理

推拿：推揉腹部、肝胆经。

拔罐：乳腺周围，腹九罐，血海，足三里，三阴交。

第五次调理

艾灸：普灸双乳、腹部。

第六次调理

推拿：疏通乳腺，重点在锁骨下方。

艾灸：艾灸乳腺，悬灸腹部一小时，患者自觉腹部温暖为度。

第七次调理

推拿：推拿膀胱经，放松背部肌肉。

拔罐：肝胆经，颈椎7~胸椎2痛点处点刺放血，乳腺周围放血。

艾灸：普灸督脉，悬灸命门至长强一小时，灸至患者出汗为度。

第八次调理

推拿：疏通膀胱经、肝胆经，按揉双乳。重点在肩胛缝处。

拔罐：背部乳腺反射区，委中，承山，涌泉。

艾灸：普灸督脉，悬灸腰骶部一小时。

第九次调理

推拿：按揉乳腺，重点在锁骨下方，肝胆经、脾胃经加强疏通。

艾灸：普灸乳房一个小时。悬灸腹部一个小时，灸至患者感觉腹中温热。

第十次调理

推拿：疏通乳腺，重点在锁骨下方。

拔罐：乳腺周围，腹九罐。

针灸：悬灸腹部一个小时，针刺乳腺反射点，留针40分钟。艾灸乳腺一个小时。

第十一次调理

推拿：疏通乳腺，重点在锁骨下方，揉按后感觉左右乳腺六点钟方向结节变小，整个乳房发热。

拔罐：乳腺周围，腹九罐。

艾灸：艾灸乳腺一个小时，悬灸腹部一个小时，灸至腹部温暖为宜。

第十二次调理

推拿：推拿膀胱经、肝胆经，重点在肩胛区。疏通乳腺，重点在锁骨下方，揉按后感觉左右乳腺六点钟方向结节变小，整个乳房发热。

拔罐：乳腺反射区周围，腰五罐。

艾灸：艾灸督脉一个小时。悬灸命门至长强一个小时，灸至患者感觉腹部温热。

第十三次调理

推拿：疏通乳腺，重点在锁骨下方，整个乳房发热。

拔罐：拔罐乳腺区周围，腹九罐。

艾灸：艾灸腹部一个小时。悬灸中脘至曲骨一个小时。

第十四次调理

推拿：推拿膀胱经、肝胆经，重点在肩胛区。疏通乳腺，重点在锁骨下方，揉按后感觉左右乳腺6点钟方向结节变小、发软，整个乳房发热。

拔罐：拔罐乳腺反射区周围，腰五罐。

艾灸：艾灸督脉一个小时。悬灸命门至长强部一个小时，灸至患者自觉温热。

药物外敷：肩胛处敷消癥散，感觉肩胛处发热，发烫，一个半小时后缓解。

疗效

治疗1周后，患者浑身轻松自在，肩胛区无疼痛，双乳胀痛轻微。经2周治疗后，患者双乳胀痛消失，触之柔软。嘱患者回家后继续坚持艾灸巩固治疗，保持良好心情，增强体质，加强营养，密切观察病情进展，不适随诊。

患者通过四联整合疗法治疗2个疗程后，双乳胀痛消失，肩胛疼痛减轻，双乳排出黄色黏稠分泌物。

四联疗法在中医学理论指导下将刮痧、拔罐、艾灸、药烫融为一体，以提高疗效。刮痧开腠理、调气机、畅气血、解表祛风、疏通经络、活血化瘀，为艾灸、药烫、外敷做铺垫，以增强艾灸、药烫及外敷的疗效。拔罐起到通、平、排、调、补的作用，为艾灸、药烫及药物外敷做铺垫。艾灸温经通阳，活血化瘀，增强免疫力，一般在刮痧、拔罐后做，也可以根据患者体质直接艾灸。药烫在刮痧或拔罐的调理基础上，通过局部透皮给药，减少肠胃吸收负担，避免服药的种种不适，配合其他三联疗法，增强疗效。

——————————— 案例 3 ———————————

叶某，女，36岁，初诊时间2016年6月9日。患者于2005年底发病，感觉双足经常麻木，步态不稳，易摔跤。2012年做腰椎穿刺后截瘫。

第一次调理

推拿：推按风池、风府、玉枕、天柱、颈部等，放松揉按。肩部推按放松，推按大椎、膀胱经、肝胆经。

拔罐：风池、风府、玉枕、天柱、后颈部闪罐；膀胱经、督脉走罐。

艾灸：殷门，委中，三阴交，承山，涌泉。

药烫：选用2号小药包热烫颈部、大椎、膀胱经、督脉、八髎。

调理后手脚稍变温，身体轻松。但瘫痪暂时无改变。

第二次调理

推拿：推拿颈椎、背部经络1小时，肌肉较前松软。

药烫：选用2号小药包热烫四肢循行部位。

艾灸：普灸督脉45分钟。

第三次调理

推拿：疏通任脉及四肢关节、背部膀胱经、督脉，均用活血药酒推按。

拔罐：背部天宗穴拔罐15分钟。

艾灸：艾灸督脉30分钟。

第四次调理

推拿：疏通任脉及四肢关节，药酒推按。

艾灸：艾灸任脉30分钟。

药烫：选用2号小药包在背部进行热烫1小时。

第五次调理

针刺：针刺经外奇穴，留针1小时。

推拿：推揉背部膀胱经、胆经、肾经及手臂。

艾灸：辅灸背部，悬灸大椎、腰部阿是穴、委中、承山、涌泉。

第六次调理

针刺：针刺绝骨穴，留针30分钟。

推拿：用活血药酒推揉锁骨、腹部、手三阳经、手三阴经、胃经、脾经、胆经。

艾灸：艾灸胸部和腹部，以及三阴交、足三里、血海、涌泉。腹部铺灸。

第七次调理

针刺：针刺大拇指和脚底的经外奇穴，留针30分钟。

推拿：用活血药酒推揉背部膀胱经、胆经、肾经及手臂。

艾灸：艾灸曲池、阳池、殷门、委中、承山、涌泉。雷火悬灸风府、大椎、腰阳关、肾俞、长强、肩髃、曲池、合谷。铺灸督脉。

疗效

患者经过数疗程治疗后，大便成形，小关节可活动，可在家人帮助下用手持物，腿部可向上轻微抬起。之后继续治疗两个月巩固疗效。

案例 4

病例

庞某，男，66岁，初诊时间2016年10月10日。患者自觉有吞咽梗阻感，自服抗生素无明显改善，经检查诊断为淋巴癌。术后自觉体质差，拒绝化疗。

调理过程

第一次调理

推拿：按摩颈部、背部、腰骶部、腿部、肩颈和八髎穴，结节较多。

刮痧：背部刮痧，颈部、肩井处、肝胆区出痧较多。胃经、胆经刮痧，腿部出痧块较多，颜色紫黑。

刺络放血：风池、大椎、天宗穴放血。出血较黏稠，颜色暗红。

艾灸：背部铺灸。

第二次调理

推拿：按摩颈部、背部、腿部经络。

刮痧：背部刮痧，颈部、肩井处、肝胆区出痧较多。脾胃经、胆经刮痧，腿部出痧块较多，颜色紫黑。

刺络放血：天宗放血。

艾灸：背部铺灸。

药烫：选取益气活血药烫包，沿着膀胱经、脾经、胃经、肝胆经进行热烫治疗。

第三次调理

推拿：按摩颈部、腰骶部，在肩颈和八髎结节处进行重点按揉。

艾灸：背部铺灸。

刮痧： 颈部、肩井处、肝胆区刮痧，腿部脾经、胃经、胆经刮痧，刮至患者皮肤出痧。

药烫： 选用2号小药包，选取督脉、三焦经、小肠经等循行过肩颈部位的经络，将加热处理后的药包拧干，分别沿所选经络循行方向，自上而下快速熨烫，以肘部力量带动腕关节活动，灵活快速地将药包按下提起，反复数次，至皮肤潮红为度。待皮肤潮红后再行药包推拿术，手持药包在经络循行部位缓慢用力按揉，借助手腕部力量将药汁渗透皮下，以皮肤给药方式，达活血化瘀目的。

疗效

患者经过 4 个月的综合调理后精神转佳，胃口尚可，睡眠较之前改善，吞咽较前顺畅。

案例 5

病例

李某某，女，38岁，初诊日期2016年6月21日。触及患者腹部有包块，经检查后诊断为子宫平滑肌肉瘤，于2012年4月行子宫肌瘤剔除术，术后化疗数次。治疗期间，症状缓解，但病情反复，时觉腹痛，下腹瘙痒。

调理过程

刮痧： 督脉，肝经，胆经，脾经，肾经，膀胱经。每条经络刮痧 10 分钟后观察瘀斑，瘀斑较多经络可酌情加刮。

拔罐： 在经络瘀堵处拔罐，留罐15分钟。

药烫： 选取2号小药包，沿督脉、任脉、冲脉、足三阴经行药烫治疗。

艾灸： 将药粉均匀涂抹于所选经络，并覆盖一层保鲜膜，待保鲜膜覆盖好后再将灸盒置于患者督脉上，静置30分钟待艾柱燃尽，热量散尽后取下。

疗效

患者经 3 次治疗后症状有所好转，当夜腹痛减轻可入睡。经 6 次治疗后下腹部稍感瘙痒，经 8 次治疗后上述症状基本消失。后复诊 5 次以巩固疗效，随访一个月并无复发，状态良好。

案例 6

病例

何某某，男，49岁，初诊日期2016年7月10日。腹部肿胀疼痛，并伴有腹泻，按之有硬结，曾自服止泻药，症状未缓解，经检查诊断为乙状结肠癌，患者拒行手术治疗。

调理过程

刮痧：选取督脉、肝经、胆经、脾经、胃经、肺经、大肠经、三焦经，刮 15 分钟至皮肤潮红。

拔罐：在经络瘀堵形成突起处拔罐，留罐15分钟。

药烫：选用2号小药包沿督脉、任脉、冲脉、足三阴经循行方向，自上而下快速熨烫，并沿经络循行部位缓慢用力按揉，借助手腕部力量将药汁渗透皮下，以皮肤给药方式，达活血化瘀之目的。

艾灸：灸督脉30分钟。

疗效

嘱患者禁食生冷，注意保暖。经上述 20 次综合治疗后，患者自觉腹痛减轻，肿块较前减小。

案例 7

病例

张某某，男，58岁，初诊时间2016年11月22日。左脚麻痛、腰麻、左臂麻，关节屈伸不利，活动受限。

调理过程

艾灸：铺灸督脉和腹部；悬灸足三里、三阴交、太溪、涌泉、膝关节及腰部痛点；雷火悬灸命门、肾俞、八髎穴。

刮痧：沿膀胱经、大肠经、肺经、肝经、胆经刮痧。

药烫：选取1号大药包和4号小药包，热烫膀胱经、任脉，从髋骨到大椎，配合血海、足三里、涌泉穴。沿膀胱经和任脉，自上而下快速熨烫，以肘部力量带动腕关节活动，灵活快速地将药包按下提起，反复数次，至皮肤潮红为度。待皮肤潮红后再行药包推拿术，手持药包在经络循行部位缓慢用力按揉，借助手腕部力量将药汁渗透皮下，以皮肤给药方式，达活血化瘀之、强筋健骨的目的。

疗效

患者腿痛症状明显减轻，麻木感减轻，翻转身时膝盖疼痛较前减轻，关节活动较前灵活。

案例 8

病例

秦某某，女，39岁，初诊时间2016年7月19日。患者发热，咳嗽7天，痰量少，色白，质稀，四肢乏力、酸痛，烦躁易怒。入睡困难，睡时易醒，醒后汗出，疲乏。偶尔头痛昏沉，时有胸闷气短，食欲不振，腹部胀满，背部发冷，大便稀。医院检查诊断为肺癌，接受10次放化疗后，症状虽有缓解，仍觉胸部疼痛。

调理过程

推拿： 疏通膀胱经、肝胆经、脾胃经、心经、肺经、大肠经等。推按过程中感觉阴经及带脉、腹股沟多发小结节。

拔罐及刺络放血： 肝俞、八髎穴拔罐放血，委中、承山、涌泉拔罐。

艾灸： 后背隔药灸一个半小时，艾灸涌泉。病灶周围，血海、足三里、三阴交、阴陵泉隔药艾灸。

药烫： 选用活血化瘀2号小药包，沿着肺经、膀胱经循行的经络，自上而下快速熨烫，以肘部力量带动腕关节活动，灵活快速地将药包按下提起，反复数次，至皮肤潮红为度。待皮肤潮红后再行药包推拿术，手持药包在经络循行部位缓慢用力按揉，借助手腕部力量将药汁渗透皮下，以皮肤给药方式，达活血化瘀之目的，循行所过的肺经及肺俞穴进行重点刺激。

疗效

通过上述联合疗法，疏通经络，活血化瘀，软坚散结，祛除寒湿，补气养血。患者经过治疗后病灶包块变小，小腹痛减轻，胸闷消失，口干口苦等症状缓解，纳寐可，二便调。

患者经过上述30余次综合治疗后自觉症状缓解，疼痛减轻，饮食睡眠好转。后又接受3个月的巩固治疗，回家后继续服用中药调理，随访半年，患者无异常症状。

─────────── **案例 9** ───────────

病例

凌某某，女，48岁，初诊时间2017年2月16日。患者右肋部间歇性或持续性隐痛一个月，加重一周，并伴腹胀，纳差，乏力消瘦，偶有低热。医院检查诊断为肝癌。患者欲保守治疗。

调理过程

第一次调理

推拿： 推拿肩颈、膀胱经、肝经、胆经、脾经、肾经。

拔罐及刺络放血： 背部肝反射区及长强部位拔罐放血15分钟。

艾灸： 敷药铺灸督脉，至患者自觉背后出汗为宜。

第二次调理

推拿： 推拿手足三阳经、手足三阴经，轻推揉腹部及带脉。

拔罐：腹九罐，留罐15分钟。

艾灸：腹部敷药铺灸任脉。

第三次调理

推拿：推拿背部膀胱经及带脉、肝经、脾经、肾经、八髎穴、肝反射区。

拔罐：沿着肝经、脾经、肾经、肝反射区拔罐，并留罐15分钟。

艾灸：艾灸督脉。

药烫：选用4号小药包，沿着肾经、膀胱经和督脉循行方向快速熨烫，以肘部力量带动腕关节活动，灵活快速地将药包按下提起，反复数次，至皮肤潮红为度。待皮肤潮红后再行药包推拿术，手持药包在经络循行部位缓慢用力按揉，借助手腕部力量将药汁渗透至皮下。

第四次调理

推拿：轻推揉肩胛、锁骨，以及腹部、手足三阳经、手足三阴经。

拔罐：腹九罐，留罐15分钟。

艾灸：艾灸督脉；雷火灸命门至八髎、神阙、关元、子宫至曲骨。

刮痧：膀胱经，肺经，大肠经，肝经，胆经，脾经，胃经，肾经，天突至膻中。

药烫：选用4号小药包，沿着肾经、膀胱经和督脉循行方向快速熨烫，以肘部力量带动腕关节活动，灵活快速地将药包按下提起，反复数次，至皮肤潮红为度。待皮肤潮红后再行药包推拿术，手持药包在经络循行部位缓慢用力按揉，借助手腕部力量将药汁渗透皮下，以皮肤给药方式，达扶正补气、驱邪外出的目的。在肝病治疗时选用滋肾包进行药烫，以达滋水涵木的功效。经过药烫包熨烫后，患者明显感觉疼痛胸闷症状减轻。

疗效　患者经过上述 20 次综合治疗后症状缓解，肝区疼痛明显减轻，饮食、二便尚可，后继续巩固治疗 3 个月，随访至今无异常症状。

────────── **案例 10** ──────────

病例　林某，男，59 岁，初诊时间2016年6月21日。因气温骤变，衣着单薄，不慎着凉，发热一天，就诊前一天晚上开始出现头晕不适，未感头痛，微恶寒，未见呕吐及腹泻。小便正常，大便难解，就诊时体温 39.6℃。

平素耳鸣，近期加重。乏力懒言，胃纳尚可。舌质淡，舌中部有较深裂纹，苔白腻，脉浮数。

调理过程

刮痧：选取督脉和足太阳膀胱经，分别刮10分钟。

药烫：选取3号小药包沿督脉、膀胱经行药烫治疗。自大椎至长强穴快速熨烫，沿膀胱经两侧线以肘部力量带动腕关节活动，灵活快速地将药包按下提起，反复数次，至皮肤潮红为度。待皮肤潮红后再行药包推拿术，手持药包在经络循行部位缓慢用力按揉，借助手腕部力量将药汁渗透皮下，以皮肤给药方式，达扶正补气、祛邪外出的目的。

艾灸：将药粉均匀涂抹于所选经络，并覆盖一层保鲜膜，待保鲜膜覆盖好后将灸盒置于患者督脉上，静置30分钟。

疗效

经上述两次综合治疗后患者热退，小便正常，大便略少，质溏。纳可，精神状态较前明显改善。继续2次调理以巩固疗效，嘱患者注意防寒保暖。

—— **案例 11** ——

病例

谢某，女，25岁，初诊时间2016年7月5日。患者因办公室空调温度过低，衣着单薄而不慎着凉。当日下班后即出现频繁咳嗽，干咳为主，次日上班咳仍未减，受凉加重。无发热，无恶心呕吐，微恶寒，少量清鼻涕，二便调，胃纳可。舌淡红，舌尖红点较多，苔黄腻，脉浮弦。

调理过程

刮痧：督脉、膀胱经、肺经刮5~10分钟。

拔罐：在膀胱经上选取肺俞穴，进行拔罐。

药烫：选取3号小药包沿督脉、膀胱经、肺经行药烫治疗，自上而下快速熨烫，以肘部力量带动腕关节活动，灵活快速地将药包按下提起，反复数次，至皮肤潮红为度。待皮肤潮红后再行药包推拿术，手持药包在经络循行部位缓慢用力按揉，借助手腕部力量将药汁渗透皮下，以皮肤给药方式，达扶正补气目的。

艾灸：将药粉均匀涂抹于督脉上艾灸30分钟。

疗效

患者经过一次治疗后，咳嗽减轻，二便调，胃纳可。

案例 12

病例

王某，女，41 岁，初诊时间2016 年 4 月 18 日。经期延后 1 年余。月经规律，带经期12～14天，行经第二天量多，色暗有血块，第6天后，量少，色暗如咖啡状。平素精神疲乏，畏寒肢冷，渴喜热饮，大便溏薄，经行易腹泻，舌苔白腻，脉沉弱。

调理过程

药烫：选取 2 号小药包沿任脉、冲脉、脾经以药烫点、按、揉等方法进行治疗，重点药烫八髎穴。选用 4 号小药包沿八髎穴反射区快速熨烫，以肘部力量带动腕关节活动，灵活快速地将药包按下提起，反复数次，至皮肤潮红为度。待皮肤潮红后再行药包推拿术，手持药包在经络循行部位缓慢用力按揉，在沿着任脉、冲脉、脾经循行的部位进行中药热烫，方法同上。

艾灸：将药粉均匀涂抹于患者下腹部，覆盖透明塑料膜后进行艾灸。雷火灸三阴交、足三里、隐白穴。

中药处方：附子15 克，干姜15 克，党参10 克，炒白术20克，藿香10克，黄芪15克，肉桂8克，柴胡12克，鸡血藤15克，生蒲黄10克，三七粉3克，棕榈炭10克。7 剂，每日一剂，水煎服，早晚温服。

患者经过上述6次综合治疗后，月经血块减少，腹泻较前减轻。

案例 13

病例

杨某某，女，30 岁，初诊时间2016年 3 月 28 日。不孕症 8 年，伴月经量少10年。近一年来经量继减，带经期2天，经色黯黑，夹有血块，无痛经，经前无明显不适，周期正常。B超示右侧附件区可见两个囊性包块。

调理过程

药烫：选用 2 号小药包沿任脉、冲脉、足三阴经循行部位及八髎穴自上而下快速熨烫，并沿经络循行部位缓慢用力按揉，借助手腕部力量将药汁渗透皮下，在八髎穴位置重点按压。

艾灸：灸以上经脉30分钟，嘱患者禁食生冷，注意保暖。

中药处方：菟丝子20克，肉苁蓉12克，鸡血藤30克，当归15克，制首乌15克,枸杞15克，丹参15克，红藤15克，白芍10克，赤芍10克，巴戟天

10克，泽兰10克，川芎9克，柴胡9克，甘草6克。6剂，每日一剂，水煎服，早晚温服。

疗效　经上述综合治疗后2个疗程（5次为一个疗程）后，患者诉经行无血块，右侧附件区可见两个囊性包块较前减小。后又巩固疗效，继续治疗2个疗程，至今经行正常，无任何不适。

案例 14

病例　赵某某，男，28岁，初诊时间2016年11月12日。腹部疼痛明显伴体重减轻，右上腹肝区压痛明显，口唇发绀，舌下有瘀斑，舌下脉络迂曲，口苦，脉弦。

调理过程　刮痧：以肝反射区为主，辅以肺经、心包经、肝胆经。

推拿：揉腹，推按膀胱经、肝经、胆经、脾经、胃经。

艾灸：艾灸长强至大椎。悬灸足三里、涌泉，悬灸时头颈部、胸腹部、四肢均有热感。腹部敷药铺灸，悬灸大椎、身柱、神道、灵台、至阳、脾俞、肾俞、华盖、紫宫、膻中、上脘、中脘、下脘、幽门、足三里、涌泉等穴位。

药烫：腹部行小药烫包热烫治疗，选用特制3号小药包和4号小药包沿肝经、脾经、督脉，自上而下快速熨烫，以肘部力量带动腕关节活动，灵活快速地将药包按下提起，反复数次，至皮肤潮红为度。待皮肤潮红后再行药包推拿术，手持药包在经络循行部位缓慢用力按揉，借助手腕部力量将药汁渗透皮下，以皮肤给药方式，达扶正补气之目的。

疗效　调理后，患者自述睡眠较前好转，右上腹肝反射区疼痛缓解，右肩胛疼痛明显好转，精神状态良好。

患者经过15次治疗后，肝区疼痛缓解，舌下脉络迂曲减轻，饮食睡眠调。

案例 15

病例　陈某某，男，85岁，初诊时间2015年10月15日。左前臂内侧有一小包块，质硬、无痛，可活动、边界清，伴有红肿。纳可，睡眠差，大便溏，小便清长。输液治疗后症状未缓解。

调理过程

艾灸：艾灸包块处，先敷上活血化瘀、软坚散结的药膏，然后艾灸，每次一小时，每天一次。

拔罐：在左前臂部以包块处为中心，呈放射状拔罐。

刮痧：前臂常规消毒清洁后，涂抹特制刮痧精油（以莪术、三棱、肉桂为原料加山茶油，按比例调配熬制），沿着前臂包块附近经络循行的方向刮5~10分钟，刮至皮肤潮红为度。

药烫：选用2号小药包，沿手少阳三焦经、手太阳小肠经等循行部位，将加热处理后的药包拧干，分别沿所选经络循行方向，自上而下快速熨烫，以肘部力量带动腕关节活动，灵活快速地将药包按下提起，反复数次，至皮肤潮红为度。待皮肤潮红后再行药包推拿术，手持药包在经络循行部位缓慢用力按揉，借助手腕部力量将药汁渗透皮下，以皮肤给药方式，达活血化瘀之目的。

中药处方：炒山甲3克，皂角刺6克，当归10克，生甘草5克，金银花10克，赤芍15克，天花粉10克，川贝10克，白芷8克，陈皮10克，桂枝10克，黄连5克，枝花头20克，守宫10克，山慈菇15克，熟大黄6克。 6剂，每日一剂，水煎服，早晚温服。

疗效

予中药及四联治疗后，左前臂肿物减小，精神佳，纳寐可。

患者通过四联整合疗法治疗10次后，肿块逐渐发出，脓出伤口逐渐愈合。后又巩固治疗2个月，随访2个月未见异常。

──── **案例 16** ────

病例

余某某，男，28岁，初诊日期2016年8月14日。受凉后出现面瘫、发热、四肢乏力、行走困难、全身关节僵硬、酸麻、咳嗽、口渴、尿多等症状，大便正常。

调理过程

第一次调理

推拿：推按膀胱经、肺经、大肠经、胃经、肝经、胆经、脾经。

刮痧：从印堂刮到头维，然后从太阳穴刮到耳门，从睛明沿着眼眶刮，并点按地仓、颊车、下关、瞳子髎、睛明、印堂、迎香、头维、人中、承浆等穴。依次刮肝胆经、肺经、大肠经、膀胱经。

药烫：选取1号小药包，热烫督脉、三焦经、小肠经、膀胱经、胃经等循行部位，沿所选经络循行方向，自上而下快速熨烫，以肘部力量带动腕关节活动，灵活快速地将药包按下提起，反复数次，至皮肤潮红为度。待皮肤潮红后再行药包推拿术，手持药包在经络循行部位缓慢用力按揉，借助手腕部力量将药汁渗透皮下，以皮肤给药方式，达活血化瘀之目的。

艾灸：地仓，下关，迎香，颊车，瞳子髎。

以上治疗每天一次，5次为一个疗程，治疗3个疗程后进行下一个疗程。

第二次调理

推拿：推拿疏通膀胱经、胆经、肝经。

拔罐：背部与左面颊走罐，地仓、人中留罐15分钟。

艾灸：艾灸神厥、中脘、关元、印堂、瞳子髎、睛明、地仓、颊车、人中，灸至患者自觉汗出，稍感疲乏为度。

疗效

予中药及四联治疗，患者右侧面颊与右上唇松弛，上唇有力，面部活动自如，精神佳，无不适感。患者通过四联综合疗法治疗 2 个疗程后，面部活动自如。

案例 17

病例

梁某，男，56岁，初诊时间2017年6月3日。患者于2014年底发现肝癌，曾化疗5次，后发现转移灶。于2015年到我处治疗，但未坚持服药复诊。现患者病情加重，返回我处继续治疗。CT示肝右叶见一肿块，边界欠清，密度不均。患者诉胃纳差，肝区疼痛，心烦易怒，夜难入睡，口干口苦，腹胀，大便干结、量少，小便黄。面色晦暗，唇偏黑紫，红舌苔白腻，舌中塌陷，舌体较胖大。

调理过程

推拿：疏理肝经，沿着肝经循行方向，用点按揉法进行疏理。

刮痧：沿着肝经循行方向，自上而下刮拭，借助腕部力量使刮痧板和皮肤之间呈45度角，力量适中并由轻到重刮拭，以患者能够承受为度，刮至皮肤潮红为度。

药烫：选用2号大药包沿肝经、肾经循行方向快速熨烫，以肘部力量带动腕关节活动，灵活快速地将药包按下提起，反复数次，至皮肤潮红为度。待皮肤潮红后再行药包推拿术，手持药包在经络循行部位缓慢用力按揉，借助手腕部力量将药汁渗透皮下，以皮肤给药方式，达扶正补气目的。

疗效

上述治疗每天一次，5次为一个疗程，7个疗程治疗后，患者诉服药期间出现腹痛、腹泻每天5~6次，水样便，伴肛周疼痛。肝区疼痛稍有缓解，纳差，睡眠一般，精神可。随访两周患者无其他异常，后又进行3个疗程巩固治疗，并嘱患者在家坚持艾灸治疗，禁食烟酒、鸡肉、牛肉及一切生冷食物，作息时间应规律，勿乱发脾气。患者经过治疗后症状减轻，口干口苦症状较前改善，随访2周未见异常。

案例 18

病例

吴某某，女，78岁，初诊时间2015年4月6日。患者因"不规则阴道流血伴米泔样分泌物排出半月"于2014年8月确诊为子宫颈癌。考虑患者年纪偏大，手术风险大，故予药物保守对症治疗。患者常有下腹隐痛及腰酸，平素体弱，营养欠佳。

调理过程

推拿：掌根揉法在小腹部进行按摩，至小腹部微微发热；点按八髎穴，结束时将手掌擦热按压八髎。

艾灸：以神阙、气海、关元、子宫、八髎穴等为主。选用特制香艾，在八髎穴及盆腔反射区进行隔药粉（暖宫散寒药粉）悬灸2个小时，至八髎穴有汗液渗出为宜。

药烫：选用2号小药包及3号大药包，用小药包沿着八髎穴反射区快速熨烫，以肘部力量带动腕关节活动，灵活快速地将药包按下提起，反复数次，至皮肤潮红为度。待皮肤潮红后再行药包推拿术，手持药包在经络循行部位缓慢用力按揉。大药包热敷腰腹部。

疗效

患者到我处治疗近2年，现无异常阴道分泌物排出，精神可、纳眠佳，体重增加5千克，体质增强。

案例 19

病例

甄某某，男，80岁，初诊时间2015年8月25日。患者无明显诱因消瘦2月余，口干口苦，肝区疼痛，腹胀，纳差，上腹部包块明显，2015年7月经检查后诊断为肝癌，未行治疗，患者既往体健。

调理过程

艾灸：药粉铺灸督脉，通督补阳，振奋一身之气。

推拿：疏理肝经，沿着肝经循行方向，用点按揉法进行疏理。

药烫：选用4号小药包，沿着肾经循行方向快速熨烫，以肘部力量带动腕关节活动，灵活快速地将药包按下提起，反复数次，至皮肤潮红为度。待皮肤潮红后再行药包推拿术，手持药包在经络循行部位缓慢用力按揉，借助手腕部力量将药汁渗透皮下，以皮肤给药方式，达扶正补气、补肾壮阳之目的，2号大药包热敷肝区1小时。

疗效

以上治疗每日1次，5次为一疗程，患者经过上述10个疗程治疗后，口干口苦症状缓解，上腹部包块明显减小，饮食及二便尚调，随访2周未见明显异常。

案例 20

病例

黄某某，男，58岁，初诊时间2015年2月6日。患者因"发现右侧腋窝肿块3月余"于医院检查诊断为右侧腋窝、右胸壁脂肪肉瘤，并行手术治疗。2014年9月再次发现右腋窝肿块，诊断为术后复发，再次手术治疗，2014年11月行第三次手术。术后患者精神疲乏，性格抑郁，体重明显减轻。

调理过程

推拿：以疏通颈部淋巴结、双侧腋下淋巴结及肺经、大肠经、肝经、胆经、脾经、胃经为主。

拔罐：以肝经循行部位为主。

艾灸：以病灶为中心，辅以神阙、气海、关元、足三里、涌泉等穴位。

药烫：选用2号小药包及1号大药包，选取病灶部位循行的经络，将加热处理后的小药包拧干，分别沿所选经络循行方向，自上而下快速熨烫，以肘部力量带动腕关节活动，灵活快速地将药包按下提起，反复数次，至皮肤潮红为度。待皮肤潮红后再行药包推拿术，手持药包在经络循行部位缓慢用力按揉，借助手腕部力量将药汁渗透皮下，以皮肤给药方式，达活血化瘀之目的。肩背局部热敷大药包。

疗效

以上治疗每天1次，5次为一疗程，经上述10个疗程治疗后，患者症状缓解，饮食二便调，继续巩固治疗3个疗程，腋窝肿块明显变小，患者无明显不适，精神、纳眠良好，体质较前明显增强。随访至今无特殊症状。

案例 21

病例

何某某，男，50岁，初诊时间2015年2月6日。患者腹胀、腹痛，左下腹可触及一硬块，经检查诊断为乙状结肠黏膜中度分化腺癌，转移性肝癌（未确诊）。曾行手术治疗，术后复发。

调理过程

刮痧：选取督脉、肝经、胆经、脾经、胃经、肺经、大肠经、三焦经等。自大椎至长强方向沿督脉刮5～10分钟，刮至皮肤潮红为度。由于刮痧时毛孔开泄，消耗正气，故时间不宜过长。以相同方法刮其余经络。刮后观察所刮经络瘀斑瘀点，瘀斑较多经络可酌情加刮，并作为第二次刮痧重点经络。

拔罐：上述刮痧操作后，在经络瘀堵形成突起包块处，进行常规消毒后，拔罐并留罐15分钟，将包块中瘀血拔出，用75%乙醇将创面消毒清理。

药烫：选用2号小药包将加热处理后的药包拧干，分别沿所选经络循行方向，自上而下快速熨烫，以肘部力量带动腕关节活动，灵活快速地将药包按下提起，反复数次，至皮肤潮红为度。待皮肤潮红后再行药包推拿术，手持药包在经络循行部位缓慢用力按揉，借助手腕部力量将药汁渗透皮下，以皮肤给药方式，达活血化瘀之目的。其余经络操作同督脉。

艾灸：将艾条掰成大小长短基本相等的艾柱，用酒精灯点燃，放置艾灸盒中备用。用高度白酒调和活血通络中药粉，搅匀备用。嘱患者依次取俯卧和仰卧体位，施灸部位常规消毒清洁后，将药粉均匀涂抹于所选经络，然后在药膏上方覆盖一层保鲜膜，待保鲜膜覆盖好后，再将灸盒置于患者督脉上，静置30分钟，待艾柱燃尽，热量消失后取下。

疗效 患者经上述治疗 3 个月，自觉症状缓解，仍觉腰痛、疲劳、肿块处发痒，脉弦细，该患者病情相对严重，于我处中医保守治疗后，症状相对缓解，能在一定程度上改善患者的生活质量，但未能从根本上治愈，预后不良。

─────── **案例 22** ───────

病例 邱某某，女，57岁，初诊时间2012年10月22日。患者因反复咳嗽、咯血半年余，于2012年1月确诊为周围型肺癌并肝转移，未行手术及化疗。

调理过程
推拿：沿着肝经循行方向，进行点、按、揉。
药烫：选用2号大药包，沿着肝经、肾经循行方向快速熨烫，以肘部力量带动腕关节活动，灵活快速地将药包按下提起，反复数次，至皮肤潮红为度。待皮肤潮红后再行药包推拿术，手持药包在经络循行部位缓慢用力按揉，借助手腕部力量将药汁渗透皮下，以皮肤给药方式，达扶正补气、散瘀消肿之目的。

疗效 患者在我处治疗约 4 年余，一直坚持服药。第三年患者服药时间改为 5 天 1 剂，间断服药，巩固治疗。现患者日常生活均不受影响。

─────── **案例 23** ───────

病例 张某某，男，48岁，初诊日期2013年9月1日。患者腰痛半年，于2013年8月确诊为肾癌。医院建议手术及化疗，患者未服从治疗。

调理过程
艾灸：药粉铺灸督脉，通督补阳，振奋一身之气。
推拿：沿着肺经循行方向，用点、按、揉法进行肺经疏理。
刮痧：用自制散结精油沿膀胱经循行方向，自上而下刮痧，借助腕部力量使刮痧板和皮肤之间呈45度角，力量适中并由轻到重刮拭，以患者能够承受为度，刮至皮肤潮红。
药烫：选用2号大药包，沿着肾经循行方向快速熨烫，以肘部力量带动腕关节活动，灵活快速地将药包按下提起，反复数次，至皮肤潮红为度。待皮肤潮红后再行药包推拿术，手持药包在经络循行部位缓慢用力按揉，借助手腕部力量将药汁渗透皮下，以皮肤给药方式，达扶正补气、补肾壮阳之目的。

案例 24

病例

彭某某，女，52岁，初诊时间2013年11月16日。患者因腹痛、腹胀半年，体重减轻约5千克。于2013年11月确诊为巨块型肝癌，未行西医治疗。

调理过程

艾灸：督脉铺灸以振奋阳气。

推拿：疏理肝经，沿着肝经循行方向，用点按揉法进行疏理。

药烫：选用2号大药包，沿着肾经循行方向快速熨烫，以肘部力量带动腕关节活动，灵活快速地将药包按下提起，反复数次，至皮肤潮红为度。待皮肤潮红后再行药包推拿术，手持药包在经络循行部位缓慢用力按揉，借助手腕部力量将药汁渗透皮下，以皮肤给药方式，达扶正补气之目的。

刮痧：选用自制散结精油，沿着心包经循行方向，自上而下刮拭，借助腕部力量使刮痧板和皮肤之间呈45度角，力量适中并由轻到重刮拭，以患者能够承受为度，刮至皮肤潮红。

疗效

患者在我处治疗至今已有3年余，无腹胀、腹痛、口干、口苦等症状，体重较前增加，体质亦增强，精神可，纳眠佳，现无明显不适。

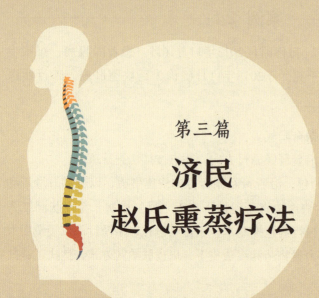

第三篇

济民
赵氏熏蒸疗法

技术持有人赵宗义简介

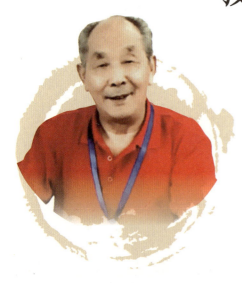

赵宗义，1948年出生于安徽亳州，17岁从医，至今50余年。师承杨光华（清末宫廷御医），独创多种特色诊法、疗法，尤以特色独门熏蒸疗法配合按跷为主。

现为北京济民赵氏中医研究院院长，济民赵氏特色熏蒸疗法创始人。尤擅治小儿脑瘫、小儿癫痫、类风湿关节炎、强直性脊柱炎、脊柱畸形等。

济民赵氏熏蒸疗法技术操作

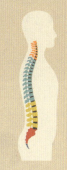

一、推拿按跷基本操作

（一）准备工作

（1）施术者推拿按跷前、后都要洗手；衣着宽松、大方、得体；用脚部踩跷时要赤脚。

（2）受术者全身放松，先平躺，后俯卧于特制推拿床上。

（二）推拿按跷作用

（1）促进受术者熏蒸时排出附着在皮肤、肌肉、血管、经络、关节以及脏腑内的各类毒素。

（2）矫正、恢复受术者的骨骼、体型、身材、面貌等。

（3）疏通经络，调和脏腑气血功能。

（三）推拿按跷操作概述

推拿部分 从头部开始，依次为头面部、颈部、肩部、上腹部、下腹部（女性含子宫、卵巢）、胸部（女性含双乳）、双上肢、胯部、双下肢伸侧、腰背部。

踩跷部分 从足部开始，依次为双足、双下肢、腰臀部、背部。

整理部分 从肩背部开始，依次为肩部、背部、腰部、双下肢、足部。

1. 头部的操作

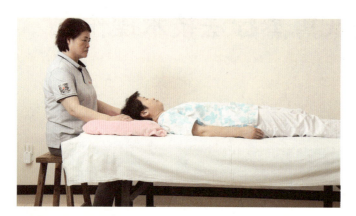

受术者仰卧于特制推拿床上，调整呼吸，处于自然放松状态，施术者坐于受术者头部方向。

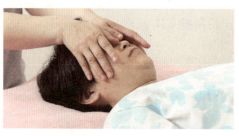

1 双手大鱼际并拢，沿眉心向额头中心做向下、向外按压3次。

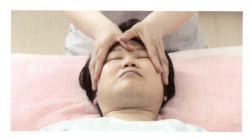

2 双手拇指叠压眉心三次。

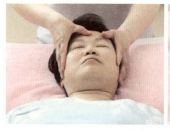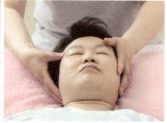

3 右手拇指先从眉心开始，沿右额头上方轻柔打圈按至太阳穴，向左轻柔打圈按至左边太阳穴。

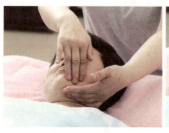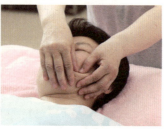

4 再并用右手食指中指无名指沿左脸轻柔打圈按至右脸，中间提拉两次。

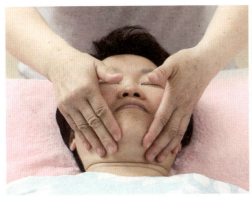
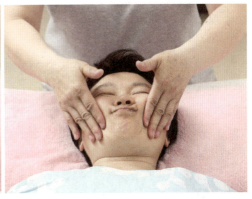

5 双手食指中指无名指对称在下颌处轻柔打圈，先后沿下颌骨到耳根处轻柔打圈。

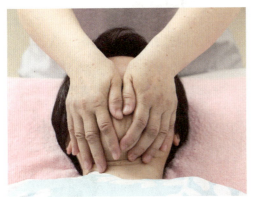
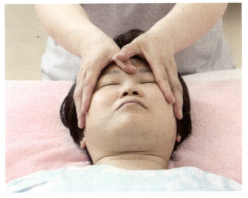

6 双手包住受术者脸部包裹按压。

7 双手大鱼际按压眉心、额头后，大拇指滑至太阳穴按压片刻。

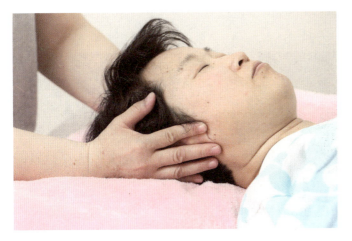

8 双手食指中指沿耳根处将耳朵向上拉，并将外耳道口封住按压，稍作停顿。

2. 颈部的操作

受术者仰卧于特制推拿床上，调整呼吸，处于自然放松状态，施术者坐于受术者头部方向。

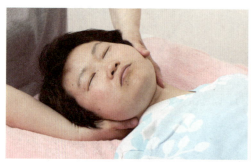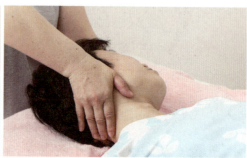

1 双手托住受术者后项部晃动到脖颈放松后，向左侧、右侧用内力牵拉3次。

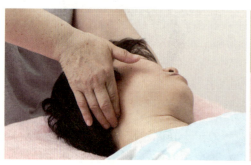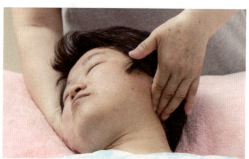

2 双手分别按揉风池穴。

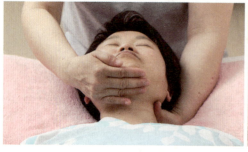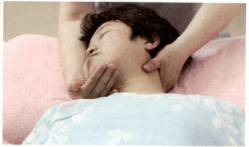

3 单手一手托住后脖颈，用内力沿脊柱方向向上、左侧、右侧牵拉各一次，另一只手轻扶下颌加以配合。

3. 胸部的操作

受术者仰卧于特制推拿床上，调整呼吸，处于自然放松状态。

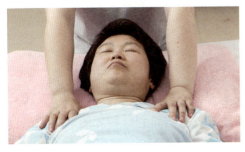 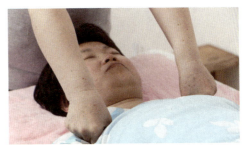

1 用双手拇指分别同时沿双肩部肌肉向外按压3次。

2 施术者站立起来，双手攥拳轻轻按压受术者肩窝3次。

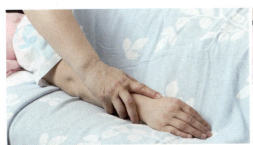 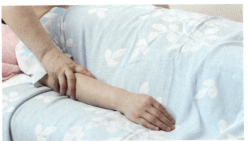

3 再用双手沿手臂向肘和手腕抓、拿、按来回两次。

4. 腹部的操作

受术者仰卧于特制推拿床上，调整呼吸，处于自然放松状态。

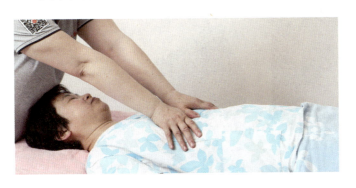

1 双手拇指并拢沿胸口到肚脐处适度用力推压。

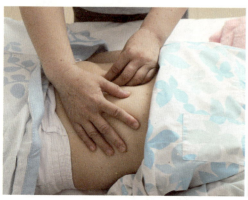
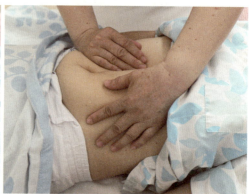

2 施术者站立于受术者右侧，双手直接将受术者的胸口到肚脐之间的腹壁进行盘动。

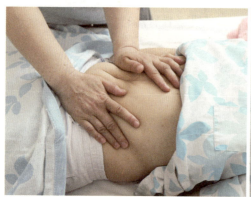
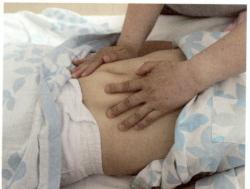

3 左右手斜对应将受术者胸腔到肚脐处腹壁交换盘动3次。

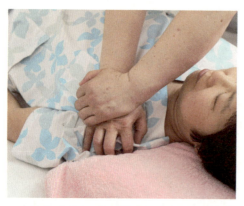
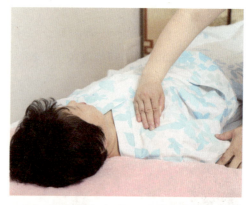

4 用右手掌根分别按压受术者左右肩窝各一次。

5 右手弓成空心掌，中指对准左右肩窝处，各自连拍数下。

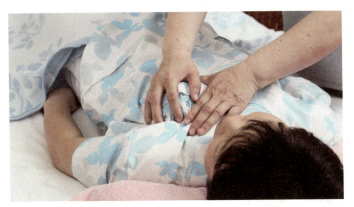

6 女性此处增加按揉乳房。

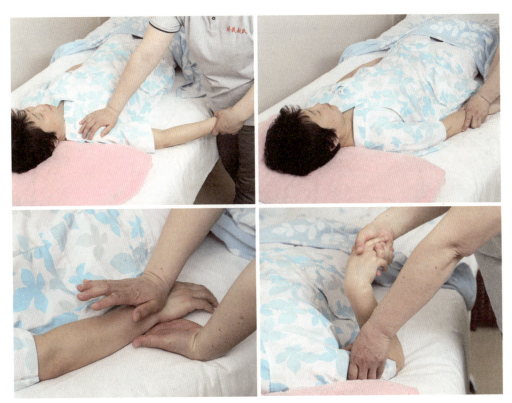

7 右手掌根先按压右肩窝，沿手臂到手腕抓、拿、捏，按揉手腕背面，抓住食指、中指、无名指用内力拉伸3次，活动手腕，拍打手背3次。

5. 双下肢的操作

受术者仰卧于特制推拿床上，调整呼吸，处于自然放松状态。

1 双手抓拿按压两大腿部分。

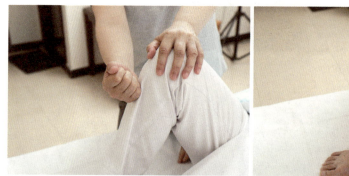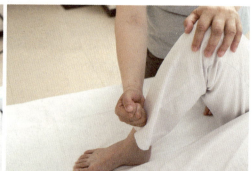

2 弯曲小腿，分别沿小腿胫骨外侧髁向下到脚外踝空拳击打3次。

3 由膝盖向大腿根部推拿两腿。

6. 背部的操作

受术者俯卧于特制推拿床上，调整呼吸，全身放松。

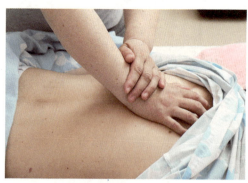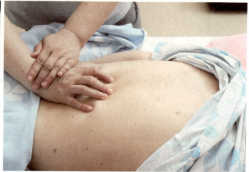

1 抓捏受术者两侧肩部，并沿脊柱两侧向腰部方向用掌根按压各一次。

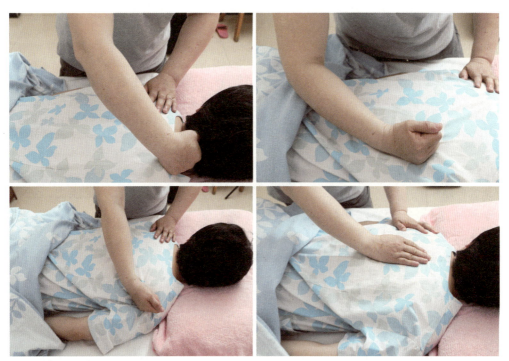

2 点揉背部穴位后，空心拳敲打肩部两侧、左右后肩窝、左右后心处各两次。空心掌沿脊柱后心处及两侧拍打。

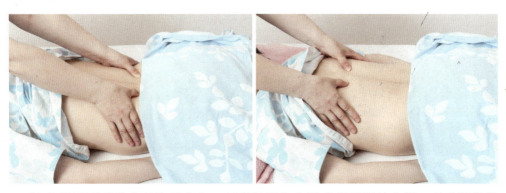

3 施术者站回到受术者头部方向，双手拇指先在受术者后腰处点揉，双手拇指并拢分别沿受术者脊柱两侧用内力压推至腰部3次，再将双手拇指分开沿脊柱两侧压推至腰部3次，第3次时在腰部用内力抖晃3次。

4 用其余四指沿脊柱两侧由腰部向肩部按压一次。

5 空心掌拍打脊柱及两侧三次。

7. 双下肢及臀部的操作

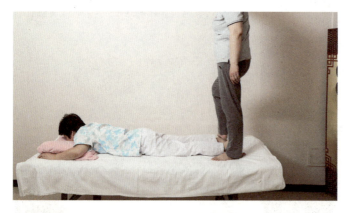

施术者站立于床上，手抓墙上固定的把杆。踩压腰、背、大腿部分时，施术者必须双手抓牢把杆，借力把杆控制力量，仔细观察、体会受术者的承受能力，进行操作。

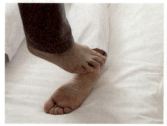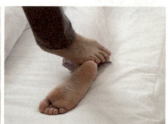

1 站在受术者侧面，用脚掌心踩住受术者脚后跟处用内力晃动，受术者头部跟随晃动，并于脚踝、小腿处晃动踩压两个来回。

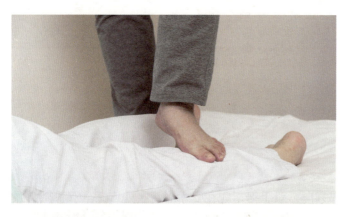

2 沿受术者脚跟、脚踝、小腿至腘窝处下部晃动踩压，两个来回。

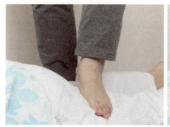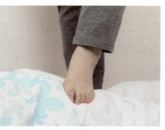

3 由受术者腘窝上方开始，沿大腿中部、根部至臀部外侧晃动踩压各3次，两个来回。

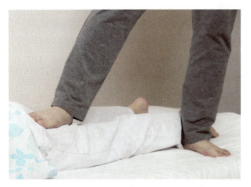

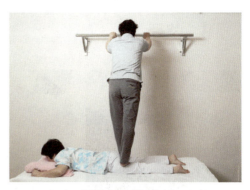

4 从受术者臀部外侧、大腿根部、中部至腘窝处上方晃动踩压3个来回。

5 双脚分别同时交替踩压左右大腿后侧3次。

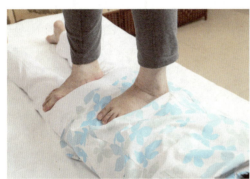

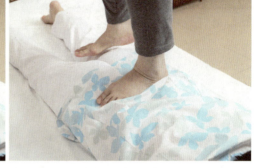

6 左脚轻踩受术者腰骶部，右脚跟踩压左大腿根部。左脚抬落原处，右脚换到右大腿根部，各两次。

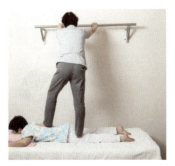

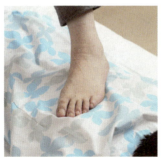

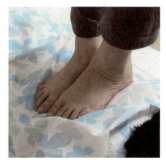

7 左脚踩压受术者脊柱，斜踩交叉两次，再双脚并拢横踩两次。

8 双脚再回到大腿根部分别踩压两次。

8. 整理

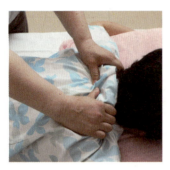

1 双手抓捏受术者左右后肩颈，用空心掌小鱼际处轻敲3次。

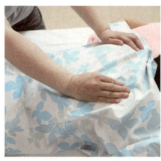

2 空心掌小鱼际处沿左右肩窝到脊柱两侧捶打一次。

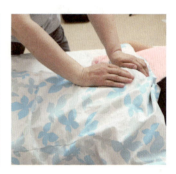

3 空心掌拍打脊柱及两侧3次。

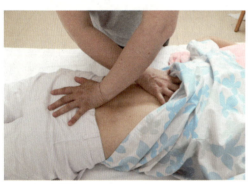

4 错动腰部、拍打后腰处3次。

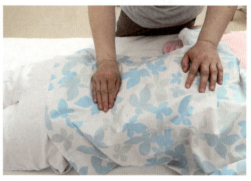

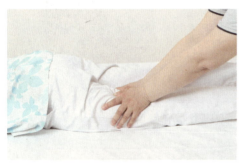

5 站立到受术者脚部方向，双手拇指并拢，沿大腿中部到小腿肚处（腓肠肌）按压，双手拇指用力叠压小腿肚处。

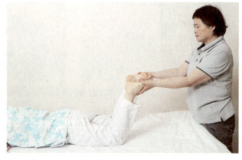

6 两手分别抓住受术者脚掌晃动，待腿松动时用力快速猛拉一下，双手拍打小腿肚处两下，提示结束。

二、外治熏蒸疗法简介

（一）外治熏蒸疗法的特点

"中药熏蒸"是指利用药物煮沸后产生的蒸汽来熏蒸机体，以治疗疾病、养生保健的方法。经过大约7年的探索、实验和大量的临床实践，独创出较为完善的熏蒸理论体系和丰富的用药配药经验，已治愈多种疑难杂病。配以济民赵氏独到的诊病技术和推拿技术、针灸技术，可治疗小儿脑瘫、癫痫、类风湿、强直性脊柱炎及部分肿瘤。

原理科学 促使新陈代谢和血液循环，驱邪不伤正气，发汗而不伤营卫，内病外治，通经活络。

效果独特 药物经皮吸收直达病灶，迅速取得内服药所不能达到的效果。

绿色安全 "皮肤吃药"，毒副作用小，肝肾损伤小，不伤肠胃，既能防病治病，又避免了良药苦口。

（二）外治熏蒸疗法的原理

熏蒸疗法的原理是通过药蒸汽的药力和热力作用于人体，培补正气，同时排出大量汗液，加速代谢，扶正祛邪。

在循环代谢过程中，汗液将潜伏在皮肤、肌肉、经络、脏腑乃至骨骼等不同层次的"毒""邪""寒"带出体外，药借热力、热助药力，相得益彰，促使腠理疏通、脉络调和、调节脏腑、平衡阴阳。从而达到治疗疾病和养生保健的目的。

（三）外治熏蒸疗法的适应范围

☑ 免疫系统疾病：风湿及类风湿关节炎、肩周炎、强直性脊柱炎。

☑ 骨关节疾病：腰椎间盘突出、退行性骨关节炎、各种急慢性软组织损伤。

☑ 皮肤病：银屑病、硬皮病、脂溢性皮炎等。

☑ 内科：感冒、咳嗽、高脂血症、糖尿病、失眠、神经官能症、脉管炎、慢性肠炎等。

☑ 妇科疾病：痛经、闭经等。

☑ 五官科：近视、远视、过敏性鼻炎、鼻窦炎等。

（四）外治熏蒸疗法的注意事项

1. 在熏蒸过程中，如发生头晕等不适，应停止熏蒸，进行休息。

2. 熏蒸完毕后，立刻擦干皮肤，同时避免受寒、受风。

3. 老人和儿童应有专人陪护。

4. 过饱过饥或饭前饭后30分钟内不宜熏蒸。

5. 中药熏蒸后6小时之后方能洗澡。

6. 熏蒸过程多喝水。

7. 特别熏蒸者需要安排特殊熏蒸床，如严重皮肤病患者、特殊患者等。

（五）外治熏蒸疗法的禁忌事项

1. 高血压、严重心脑血管疾病患者、重度贫血患者、动脉硬化患者、严重肝肾损伤者。

2. 高热、结核病、某些传染性疾病如肝炎、性病患者。

3. 开放性创口及感染性病灶者。

4. 青光眼患者。

5. 妊娠期妇女、年老或身体特别虚弱者。

（六）外治熏蒸疗法的功效

1. 促进血液循环，加速代谢，清除血液垃圾，增加血管弹性，改善色素沉着，调节病态肥胖。
2. 预防治疗骨关节疼痛，减少劳损。
3. 改善微循环，防治手脚麻木，预防冻疮。
4. 通过加速局部血液循环治疗乳腺增生、子宫肌瘤等妇科疾病。
5. 经皮吸收治疗皮肤病。
6. 改善睡眠质量，缓解头痛、头晕等症状。

三、外治熏蒸疗法的用具

（一）熏蒸用具

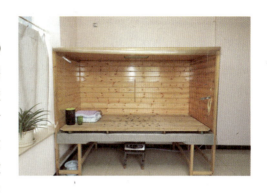

熏蒸床：总高160厘米，分为床板、床围和床顶三个部分。床板距地面高60厘米，分为两层，底层为中间挖空连接锅口的床板，上层为熏蒸者坐、躺的床板，上层床板要求光滑、透气、好打理。床围分为两部分，其中三面用桑拿板，有防水、聚气功能，一面用透明软玻璃，便于熏蒸者上下床，同时便于巡视人员的观察和指导。床顶部分，在床顶上方与床板锅口对应位置开一圆口，但要用薄布进行覆盖，既便于床内药汽流动，又不会让药汽流出太多。

（二）个人用品

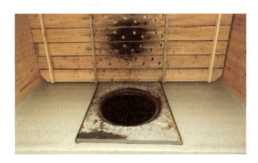

熏蒸药锅：锅口约56厘米，约能盛10千克的药材及药汤，不锈钢锅为宜。

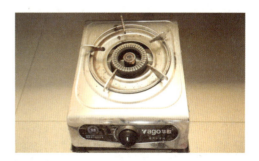

灶具：可加热锅内药材，产生大量药汽为标准。

配方（部分药材）：白芍、丹皮、知母、当归、川芎、大黄、桔梗、赤芍、黄芪等。

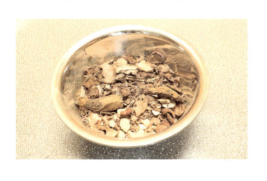

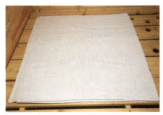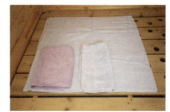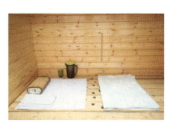

坐垫：熏蒸时坐在床板上的垫子，可以是浴巾等物品。

毛巾：两条，一条用于熏蒸床内擦汗，一条用于下床以后擦汗

毛巾被单：用于熏蒸时覆盖身体和锅口。夏天也可以用被罩、被单代替。

水杯：便于熏蒸过程中大量喝水。

四、外治熏蒸的操作方法

（一）准备工作

（1）药锅加水没过熏蒸药，距锅口四指。

（2）燃气调至大火。

（3）待熏蒸锅内上冒蒸气即可上床开始熏蒸。

（4）熏蒸床除床顶圆孔保持必要透气外，其他四周要密封好。

（二）熏蒸调理过程

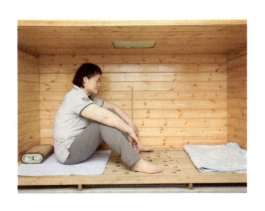

1 熏蒸者先面向蒸锅锅口，两腿放在锅口两侧。

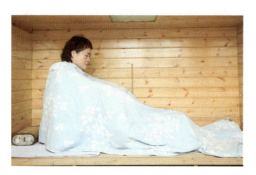

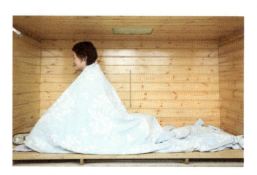

2 熏蒸者将毛巾被从锅口处开始铺开，盖过锅口搭到自己的两肩及后背，熏蒸前胸。

3 待药汽不断加大到不能承受时，可以背对锅口坐在坐垫上，重点熏蒸腰背部。

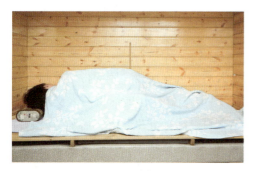

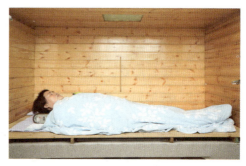

4 熏蒸者可躺在熏蒸床一侧，将腰部和后背对着锅口，用毛巾被从锅口另一侧盖过锅口搭到身体上，开始熏蒸腰部，20～25分钟。保持大火蒸到熏蒸者汗出透彻后（15～20分钟，根据身体状况因人而异），调至小火或者关火。

5 待锅口热气温度降低后，平躺在锅口上蒸捂，至锅口不热，即可下床。熏蒸过程以不超过60分钟为宜。特殊熏蒸者需要特殊看护，熏蒸过程每个环节需要特殊提示。

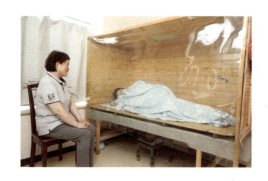

6 熏蒸者下床后，穿长袖纯棉上衣、长裤，薄厚需根据季节调整，落汗期间避免着凉水凉物，避免着风。待汗落，换回原来衣服，熏蒸结束。

实践案例

——— 案例 1 ———

病例

常某某，男，8岁，初诊时间2016年11月16日。早产儿，患儿6个月时发现点头样震颤、痉挛。6岁半到医院检查时，不能言语、脑瘫面容，两眼外翻、流口水、癫痫、眼球震颤，双上肢握物无力，不能翻身、独站、坐，对周围环境反应差，与他人眼神交流少，诊断为脑瘫致四肢瘫，构成瘫痪。

调理过程

隔日推拿，每日熏蒸调理。治疗5天后停抗癫痫药，癫痫得到控制，抽颤消失。至2017年7月，精神状态、认知好转，能懂得与人交流，腰比原来有力，腿能放平，牵手能站，自己能独立坐一会，后脑勺鼓起，握力增强，可撕扯东西。舌体由宽大变得胖瘦适中，活动度由僵硬变得自如。

——— 案例 2 ———

病例

姚某某，女，12岁，初诊时间2016年3月10日。患儿8个月时经常抽动，曾就诊于上海及南京的儿童医院。2006年8月医院检查显示患儿脑电图异常。2008年10月头颅核磁共振（MRI）显示患儿脑结节性硬化。2008年10月检查显示为异常脑电图及脑电地形图，诊断为脑瘫、癫痫。左颞颌关节异常，仅能进食半流食，不能咀嚼，发声困难，仅能说2～3个字，面部严重不对称，门牙外凸，智力低下，大小便失禁，走路外八字，步态不稳，左足萎缩，右足跟发育异常，较小。

调理过程

每日推拿、熏蒸调理。调理1周后，停止服用抗癫痫药物，癫痫未再发作。治疗9个月后不再尿床，可自行如厕。至2017年8月，面部对称，能正常进食，体重增加，可正常行走，体态、体型明显转佳，畸形得到矫正，身高增长，情绪明显平和，能与人交流，帮助大人做简单的事情，能背唐诗，语言比较流利，且有一定逻辑性。

案例 3

病例

姚某某，男，10岁，初诊时间2017年3月12日。患儿7个月时家人发现其身体消瘦，五官紧缩，额头小、后头部两侧有凹陷，头顶及两侧有凸起，下颌与下唇之间凹陷有印痕，双目斜视，流涎，发声困难，走路姿态僵硬不协调、不敢上下台阶，不会与人互动。医院诊断为脑瘫。在康复医院治疗多年，效果不理想。

调理过程

每日推拿、手法调形、熏蒸。6个月后，五官舒展至正常状态；头部凸起、凹陷平整；可以与人简单互动，有应答，可以喊爷爷等简单称谓；动作比之前灵活，可以缓慢上下台阶；身高体重均有增加，皮肤光洁。

案例 4

病例

盛某某，男，4岁，初诊时间2017年5月20日。面部五官紧缩，语言障碍，只能说两个字；前胸、后背骨骼有凸起现象，手心外翻，步态不稳。医院诊断为发育迟缓。于康复医院治疗效果不理想。

调理过程

每日推拿、手法调形，熏蒸。4个月后，前后胸骨骼凸起处基本平复，手心外翻纠正。五官、身材日益和谐，语言表达能力有所改善，语句长度可增加至4个字；走路较之前协调平稳，身高体重均有增加。

案例 5

病例

吴某某，男，44岁，初诊时间2015 年 6 月。2009年12月起自觉四肢乏力、麻木、胀，后背胀痛，冰凉彻骨，腰以下感觉不灵敏，温觉失灵，伴随易出虚汗、睡眠差、大便干、小便不畅，起夜3～4次。医院确诊为脊髓炎，多次住院治疗效果不理想。2011年后服用中药治疗1年半，症状缓解不明显。2012年6月至今停止治疗。

调理过程

每日推拿、熏蒸，治疗 5 个月开始，尿频、起夜症状有所缓解，背部发凉基本消失，肌力增强，可步行 1.5 ～ 2 千米，睡眠好转，出汗减轻，体力增进。

案例 6

病例　常某某，女，8岁，初诊时间2016年10月2日。患儿长至3岁仍不会讲话，发育迟缓，瘦小。莫名其妙大哭大闹，胆小，怕见生人，需家人密切关注。

调理过程　每日熏蒸，七日推拿一次调理。到2017年7月，情绪控制好转，很少出现上述情况，逐渐开口说话，情绪较之前平复，身高和体重均有增加。

案例 7

病例　黄某某，女，28岁，初诊时间2015年3月1日。患者月经紊乱，曾服黄体酮。结婚2年未孕，停经一年余。

调理过程　每日推拿、熏蒸调理。连续调理10个月，停止治疗2个月后发现怀孕，2016年11月足月生产一健康男孩。患者气色明显改善，精神、身材等各方面都全面好转。

案例 8

病例　惠某某，女，54岁，初诊时间2015年4月。患者颈椎至腰椎疼痛不能弯曲，不能低头；说话、走路、坐车等大小震动都令胸腔针刺般疼痛；大椎穴附近连及双肩疼痛，大小便时疼痛加剧，双手无力；夜间加剧，难以入睡。

调理过程　每日推拿、熏蒸调理。20天后，剧烈疼痛缓解；2个月后疼痛基本消除；6个月后身体恢复到病前状态，无疼痛，生活自理；9个月时治疗结束，身材、肤色、体态、精神均有改善。

案例 9

病例　徐某，男，54岁，初诊时间2015年7月。经常头晕伴有胸部不适；稍有受寒即两腿无力，不敢在空调房间停留；前列腺增生，尿等待、尿频、尿不尽，无法安睡；起夜频，体力欠佳；体检无明显异常，中药调理效果甚微。

调理过程　每日推拿、熏蒸。治疗 2 个月上述症状开始减轻；13 个月治疗结束，上述症状基本消失。精神、体力均恢复，身体全面好转。

案例 10

病例　耿某某，女，42岁，初诊时间2015 年 7 月 23日。自24岁时失眠，生气时加重。自2008年每年流产1次，第3次流产引起大出血，第4次怀孕剖腹产时大出血，产后1个月不能用足掌走路，胯骨疼痛，走路易摔跤，自觉心脏易停搏，随即摔倒。曾服用保健品，针灸治疗效果不明显。胸闷、心悸20年。服安眠药仅夏季有效，春秋冬季无效。目涩、尿频，起夜4～5次，常有恐慌感，有自杀经历。

调理过程　每日推拿、熏蒸。调理至 2017 年 7 月，明显好转，夜尿 1 ～ 2 次。自2017 年 2 月后失眠症状明显改善，目涩好转，胸闷太息明显好转，体重由 70 千克降至 60 千克，体型恢复正常，身体、精神气色较之前都大有好转。

案例 11

病例　耿某，女，49岁，初诊时间2016年5月9日。30多岁时出现双乳多发纤维腺瘤，伴经前期乳房胀痛。2015年3月于医院穿刺后切除1个右乳纤维腺瘤，其他纤维腺瘤建议定期观察。但仍有经前期双乳胀痛，经常上腹胀痛，胸闷，自觉有物压迫。手脚无汗，脚经常干裂疼痛。

调理过程　每日推拿、熏蒸。调理至 2017 年 7 月，经前乳房胀痛好转，中上腹胀、胸闷很少发生，足跟干裂改善。

案例 12

病例　曹某某，女，45岁，初诊时间2007年5月10日。腰痛，伴半侧身体麻木，眩晕。医院检查无明显异常。

调理过程　每日推拿、熏蒸调理。治疗 6 个月后，上述症状明显好转，体质也有了极大改善。2007 年至今，每年伏天坚持熏蒸。现在身体健康，精力充沛。

─── **案例 13** ───

病例

柴某某，女，69岁，初诊时间2016年7月16日。手指小关节变形、怕冷、浑身疼痛，腿痛尤甚，后枕部疼痛不能触碰，自觉小腿中有蚂蟥钻行。

调理过程

每日推拿、熏蒸调理。调理至2017年7月，怕冷改善、可以随意清洗东西；周身疼痛消失，小腿无不适；后枕部疼痛消失。

─── **案例 14** ───

病例

常某某，男，6岁，初诊时间2016年11月16日。满月时患新生儿肺炎，愈后易反复发热。3岁时曾患猩红热，发热达40℃，病程半个月。3岁上幼儿园后每年必得手足口病。易患感冒、气管炎，每个月必发热，每次患病均需中西药治疗10余天。面黄肌瘦。

调理过程

伏天坚持熏蒸，生病时熏蒸调理。调理至2017年7月，体质改善，不易生病，身高、体重明显增加，发热次数减少。

─── **案例 15** ───

病例

孙某某，男，43岁，初诊时间2013年6月。2008年起弯腰困难，颈部疼痛，颈椎前倾，不能工作，生活自理困难，后颈部疼痛，易落枕，且颈椎曲度渐渐变直，眼睑易水肿。必要时口服止痛药物。医院确诊为强直性脊柱炎，因经济困难未治疗。

调理过程

先每日熏蒸，调理一年后，开始每日推拿、每日2次熏蒸。调理至2015年，全身疼痛消失，活动较前自如，基本可以生活自理，可从事轻体力工作。

─── **案例 16** ───

病例

史某某，女，48岁，初诊时间2013年10月。腰椎间盘突出，腰酸胀痛，右腿麻，站立不稳，全身乏力，时觉憋气，

调理过程

每日推拿、熏蒸调理。治疗1个月后腰酸坠胀痛感明显好转，胸闷憋气消失，抵抗力增强。

案例 17

病例

戴某某，女，68岁，初诊时间2013年8月。腰痛22年，双下肢静脉曲张20余年，伴右腿痛10余年。

调理过程

每日推拿、熏蒸调理。治疗3个月后，双下肢静脉曲张好转，曲张血管回缩、颜色趋于正常，行走疼痛缓解。两个伏天熏蒸后，静脉曲张明显好转，腰痛明显缓解。近2年静脉曲张已消失。

案例 18

病例

史某某，女，49岁，初诊时间2014年7月2日。2008年10月经手术确诊为子宫颈癌Ⅱ期（鳞癌），术后化疗4个周期。有乙肝小三阳病史，化疗后合并肝损害，右侧偏头痛史，平时易恶心呕吐。6年来体重由55千克增至70千克，乏力气短，活动后加重，食欲差，睡眠差，易醒，眼睑易肿，畏寒，腰及手指、足趾凉，双下肢凹陷性水肿。

调理过程

每日推拿、熏蒸调理。2014—2015年及2015—2016年各熏蒸半年，治疗半年后食欲、睡眠好转，双下肢水肿消失，体重由70千克减至55千克。

案例 19

病例

崔某，男，29岁，初诊时间2015年4月7日。2015年3月感到身体困重乏力，面色发黑，全身浮肿，到医院检查转氨酶100U/ml，结合其他指标诊断为慢性乙型肝炎。

调理过程

每日推拿、熏蒸调理。经过10个月的调理，身体康复，浮肿消退、面色红润、精神饱满。

案例 20

病例

回某某，女，48岁，初诊时间2011年7月。腰痛5年，合并脊柱侧弯，受凉及弯腰后加重，经期明显加重，行走不便，进行性加重。经医院检查显示，腰左侧有直径5厘米的包块，诊断为强直性脊柱炎，子宫肌腺症。

调理过程 每日推拿、熏蒸调理。调理至 2013 年 1 月，腰、腿疼痛明显减轻，行走利落，经期腹痛明显缓解，体质增强，生活如常。

案例 21

病例 耿某某，男，26岁，初诊时间2017年1月1日。2016年12月31日打篮球时摔倒，右膝关节错位，膝盖只能伸直，不能屈曲，疼痛难忍。

调理过程 先一次性关节矫正复位，用酒搓洗透彻后，上床熏蒸。一天两次，两日后康复，膝盖自由弯曲而不觉疼痛，行动自如。

案例 22

病例 柴某某，女，43岁，初诊时间2016年10月1日。2016年9月30日脚背外伤，皮肉红肿，腿脚疼痛不能落地，依靠拐杖行走。

调理过程 先一次性矫正关节，用酒搓洗透彻开始熏蒸。第一个月一日两次熏蒸，之后一天一次熏蒸。一个月后可除去拐杖独立行走，45 天后康复，体力明显增进。

案例 23

病例 赵某，男，50岁，初诊时间2016年2月。突发颈椎疼痛，不能睡觉；半侧身体不能动，全身无力，影响正常工作和生活。

调理过程 每日推拿、熏蒸，治疗 4 个月后，颈椎疼痛消失，头晕痊愈。可以正常生活和工作。

案例 24

病例 蒋某某，女，62岁，初诊时间2016年5月1日。习惯性腰扭伤，腰部疼痛难忍，只能卧床养护；经常腿疼，上楼梯困难；双腿小腿部静脉曲张严重，血管鼓起处肌肉有凹陷。

调理过程 接受推拿一年后，腰部有力量，静脉曲张明显好转，腿疼痊愈，身体得到全面的改善，全身乏力明显好转。

───────── **案例 25** ─────────

病例

陈某某，女，63岁，初诊时间2016年5月2日。长期腰疼，因担心手术风险寻求保守治疗。左腿疼痛严重，走路不方便；心脏不好，时刻必备救心丸。长期服用中西药物，并结合推拿等方法治疗，没有明显好转。

调理过程

每日推拿、熏蒸调理。接受推拿、熏蒸治疗后，所有止痛、消炎、调养、心脏病治疗相关药物均停用。一年后身体各部位疼痛消失，行动自如。

───────── **案例 26** ─────────

病例

陈某，女，46岁，初诊时间2017年2月6日。腰椎间盘突出多年，严重时须卧床休息，疼痛难忍，生活不能自理。平时腰部活动受限，只能前后活动，不可左右活动，严重影响正常的工作和生活。

调理过程

每日推拿、熏蒸调理。7个月后，腰痛消失，腰部力量增强，活动度增加，气色改善。

───────── **案例 27** ─────────

病例

赵某，女，48岁，初诊时间2016年5月15日。头脑昏沉，浑身无力；食欲不振，步行时脚底疼痛；手脚血管凸起，消瘦（身高165厘米，体重不足40千克）。曾多处求医，效果不明显。

调理过程

每日推拿、熏蒸调理。到 2017 年 7 月，自觉明显改善：精神饱满、食欲增进；头晕愈，行走时脚底不觉疼痛；手脚血管平滑；体重增加 2 千克。

───────── **案例 28** ─────────

病例

奚某某，女，56岁，初诊时间2017年2月19日。全身关节疼痛3年，颈椎病史多年，时觉后颈部冒凉气，睡醒后手指麻、腰酸痛、睡眠差、双足凉，上下楼梯困难。痛风病史多年。

调理过程

每日推拿、熏蒸调理。调理至 2017 年 8 月，大椎穴处脂肪垫消退，全身关节疼痛好转，手指麻好转，腰酸、腿凉有所减轻。身材较前匀称、皮肤较前光滑。

案例 29

病例

姚某某，男，65岁，初诊时间2016年6月2日。确诊为2型糖尿病20余年，合并肾功能不全、周围神经病变，高血压病10余年。常感头晕，乏力，嗅觉丧失，双足掌麻木，右足较重，排尿欠畅，双下肢凹陷性水肿，门冬胰岛素每日共52U，空腹血糖控制在11~18mmol/L，血压160/100mmHg。

调理过程

每日推拿、熏蒸调理。治疗1周后停用胰岛素和所有西药，调理至2017年8月，头晕缓解、视力改善、排尿顺畅，下肢浮肿消失，体力增进。

案例 30

病例

王某某，女，30岁，初诊时间2015年6月1日。月经紊乱多年，结婚后停经，婚后多年未孕。

调理过程

每日推拿、熏蒸调理。2016年10月结束调理，2个月后发现怀孕，2017年8月足月顺产一健康男孩。本人气色明显改善，精神饱满，体力增进。

第四篇

丛日超
自愈力功夫推拿

技术持有人丛日超简介

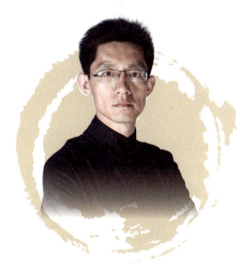

丛日超，1977年生于山东烟台海阳，山东中医药大学硕士。

出生于中医、武术世家，自幼习武，以家族五代人的绝学传承和易筋经、少林内功、陈氏太极拳为基础，结合现代医学、传统中医和生命科学，探索和钻研中华武医的精髓，传承并创新了自愈力功夫推拿，以意引气，以气导力，以持久、有力、均匀、柔和、渗透的功法，调动机体自身的修复功能，激发人体的自愈能力，在轻松舒适的状态下恢复身体健康状态。

一、自愈力功夫推拿简介

自愈力功夫推拿属于中国传统文化的武医范畴，是汇聚了中华武术和中医学的国术精粹。所有医者均需要练习自愈力功法，千拳归一路，万门归一理，自愈力功法是融合易筋经、少林内功和陈氏太极拳精髓提炼的大道至简的修炼方法。

太极十年不出门，自愈力功法修炼同样如此，医者不仅需要有整体观念和望闻问切辨证论治系统的理论学习，还需至少3年的闭关修炼，才能达到静心凝神、精神贯注、意动身随、内外三合、气血通行的入门级别，方能做到意随心动、刚柔相济。此后每日还需坚持进行2小时的功法修炼才能保持最佳的状态，方可给患者治疗，否则一是很难做到最佳的心定气沉状态，二是如不持续修炼功力不足以支撑，三是疗效下降，而且持续耗气太过容易伤害自身。

二、自愈力功法修炼动作要领

修身、正心、慎行、守德、刚柔相济、虚实分明是自愈力功法的精髓。如同"拍打的是篮球，强健的身心；拜的是佛，修的是心"一样，自愈力功法的动作要领是方法，真正修炼的是身心，进入禅修般的状态方能领悟其精髓。

在安静的不被打扰的室内或室外空间，关闭手机或将手机调至静音，换上练功服。排除杂念，自然站立，两脚分开与肩同宽，膝盖微曲，含胸拔背，下颌微收，虚灵顶劲，左手自然放松，以内劳宫对准下丹田（肚脐下三寸，自己四个手指并拢的宽度就是同身寸的三寸），右手则以食指引领的扇形立掌放于胸前。

将意念放于食指指尖，重心下沉，气沉丹田，重心放于两脚之间，以意引气，以气导力。以食指引领在右前方与水平面呈45度平面上画圈，向远离身体的前方走时以手领肘，向贴近身体的后方行走时以肘领手。

意念始终放于食指指尖，手指始终朝上引领。不仅手臂手指放松，整个身体都保持放松状态，练习过程中用意念提醒身体，从头、颈、肩、背到腰、胯、腿均保持自然和最大程度的放松，做到"松而不懈，静而不僵"，完全的自然状态，"放松慢练、功到自然成"是其精髓。

对于初学者，很难做到放空，可以不断在头脑中默念"架正圈圆，放松慢练，向前以手领肘，向后以肘领手"的动作要领，同时修正动作，从颈、肩、手臂到腰、背、腿、脚逐渐放松。随着修炼时间和功力的增长，重心会逐渐下沉，由上身

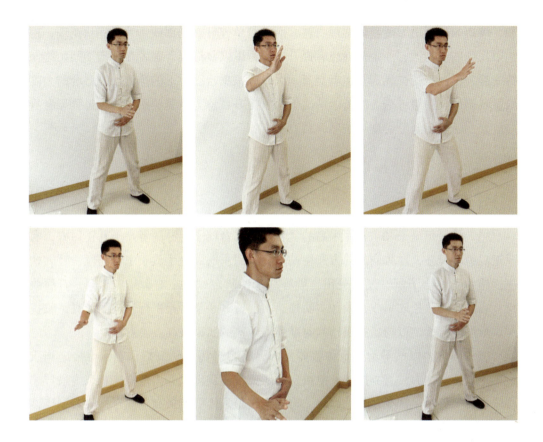

到腰胯，再到膝盖、脚底，同时气也会从膻中穴逐渐下沉至下丹田，重心和气下沉后功夫推拿即可以意引气，以气导力，身体整体发力，力量从脚底发出，传递到患者部位。

整个动作要领总体概括为：往前走以手领肘，往后走以肘领手，架正圈圆，放松慢练，日均一个时辰修炼，功到自然成。

三、颈肩腰腿痛及亚健康的功夫推拿技术操作

（一）准备工作

准备好俯卧带呼吸孔的标准推拿床及干净整洁的床罩，向患者简单介绍自愈医学独立学科体系和功夫推拿。

功夫推拿是在医者和患者均保持安静平和的状态下，以持久、有力、均匀、柔

和、渗透的最舒适力度整体调理身体，而不是单纯针对局部或者针对症状调理，拒绝以找到痛点为傲，而是帮助患者提升自愈力以恢复健康。医者在调理期间始终保持安静，不被打扰，无需与患者交流，医者应根据自己手下的感觉以最适合的力度给患者调理，在患者毫无痛苦的情况下通过提升自愈力恢复健康。调理过程患者身心放松，一般三五分钟即可安然入睡。

（二）颈椎调理操作

1. 坐位调理

患者放松正坐于40～50厘米高的凳子或低靠背椅子上，医者站于其正后方，右腿正对患者脊柱，左脚向左前方30度站立。沉肩垂肘，左手放于患者前额，轻轻扶住，施术者重心下沉，气沉丹田，重心放于两脚之间，左右脚3∶7比例。右肩放松，右肘自然放松向里收，顶住右肋部，右前臂和手掌手指平行于地面伸直，收拢虎口角度至15度，以拇指指腹顶端对准颈椎两侧的肌束最高点。

以意引气，以气导力，身体整体发力，将力量传递到拇指顶端，再传递到肌束，垂直缓缓加力，直到按压住肌束，且肌束被压扁但没有出现抵抗状态为最佳。按压住后保持身体持续加力的同时，拇指指腹顶端由肌束最高点向脊柱方向剥离，但不要按压到脊柱，以5毫米左右的距离为最佳。沿着左侧肌束最顶端从上往下，每个部位剥离3～6次，在患者放松状态下进行，仅感觉酸胀痛为宜。

施术者左腿正对患者脊柱，右脚向右前方30度，左手发力，剥离右侧肌束。最后以左手或右手沿着脊柱正中从上到下按压，剥离棘上韧带每个部位3～6次，整体操作以15～20分钟为最佳。

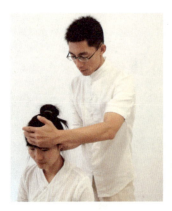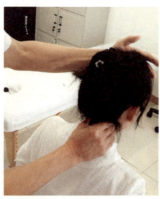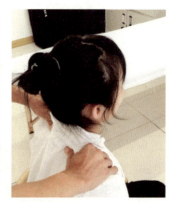

拿肩井时医者正对患者背部，重心下沉，气沉丹田，重心放于两脚之间。沉肩垂肘，两肩放松，双肘自然放松下沉，拇指与其余四指分开拿住患者肩井部，拇指与其余四指均保持伸直状态，收拢虎口角度，以拿住肩井为准。整个拇指和其余四指相对挤压肌束。

拿住后以意引气，以气导力，身体整体发力，将力量传递到拇指和四指，再传递到肌束，垂直缓缓加力，直到按压住肌束，且肌束被压扁但没有出现抵抗状态为最佳。按压住后保持身体持续加力的同时，以5毫米左右的距离捻揉肩井的肌束。

一个部位按揉6次为最佳，应将整个肩井均按揉到，这样可以在最佳激发身体自愈力的情况下避免穴位疲劳。

2. 俯卧位调理

患者俯卧于有呼吸孔的洁净推拿床上。施术者正对床头站立，右腿正对患者脊柱，重心下沉，气沉丹田，重心放于两脚之间，左右脚3:7比例。沉肩垂肘，右肩放松，右上前臂和手掌、手指垂直于地面伸直，收拢虎口角度至15度，以拇指指腹顶端对准颈椎两侧肌束最高点。

以意引气，以气导力，身体整体发力，将力量传递到拇指顶端，再传递到肌束，垂直缓缓加力，直到按压住肌束

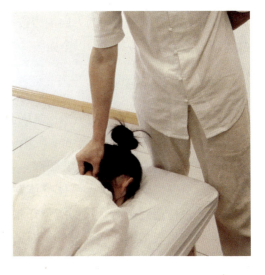

且肌束被压扁但没有出现抵抗状态为最佳。按压住后，保持身体持续加力的同时，拇指指腹顶端由肌束最高点向脊柱方向剥离，但不要按压到脊柱，以5毫米左右的距离为最佳。

沿着左侧肌束最顶端从上往下，每个部位剥离3~6次。再换左手同样力度和次数剥离右侧及脊柱正中的棘上韧带。

（三）肩部调理

患者俯卧于有呼吸孔的洁净推拿床上，施术者平行于患者身体站立，两脚分开与肩同宽，膝盖弯曲重心下沉，气沉丹田，重心放于两脚之间，沉肩垂肘，两臂自

然下垂，双手掌平放于患者肩部。

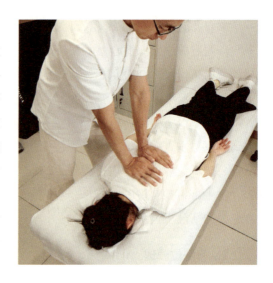

以意引气，以气导力，身体整体发力，以掌根为着力点，将力量通过手臂、手腕、掌根传递到患者肩胛部的筋膜。垂直缓缓加力，以按压住筋膜但没有出现抵抗状态为最佳，即患者没有感觉到明显的难以忍受的疼痛。按压住后保持身体持续加力的同时，沿肩胛骨内侧缘和肩井按揉，谨记身体整体发力传递于掌根，以掌根按压住部位。持续加力的同时向正前方5毫米左右前行，肩井部位则以垂直肌束平面的方向加力按揉。所有部位按揉3～6次，以全面按揉整个肩部为佳，两肩整个操作15～20分钟。

（四）背腰部调理

患者俯卧于有呼吸孔的洁净推拿床上，施术者平行于患者身体站立，两脚分开与肩同宽，膝盖弯曲，重心下沉，气沉丹田，重心放于两脚之间，沉肩垂肘，两臂自然下垂，双手掌平放于患者背腰部。

以意引气，以气导力，身体整体发力，以掌根为着力点，将力量通过手臂、手腕、掌根传递到患者背腰部的竖脊肌肌束最高点。垂直缓缓加力，直到按压住肌束但没有出现抵抗状态为最佳，即患者没有感觉到明显的难以忍受的疼痛。按压住后保持身体持续加力的同时，沿垂直于竖脊肌的方向将整体发力传递于掌根，以掌根按压住部位，持续加力的同时向正前方5毫米左右前行，以垂直肌束平面的方向加力按揉。所有部位按揉3～6次，以全面按揉整个背部为佳，整个操作15～20分钟。

对于背腰部肌肉丰厚和腰肌劳损及经常做推拿受力较大的患者，采用的"功夫推"操作是由太极十三势中"掤"演变而来的前臂手法。动作要领是两脚平行站立，两脚间距3～4个脚掌的长度，脚尖平行向前下蹲，接近大腿与地面平行，虚灵顶劲，含胸拔背，胯向前收，背部和腰骶部接近直线垂直地面，臀部自然状态不后翘，前臂自然平行放于患者背腰部竖脊肌上。

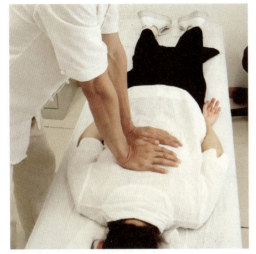
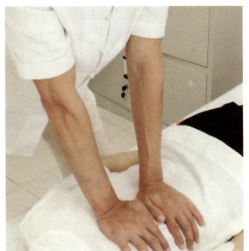
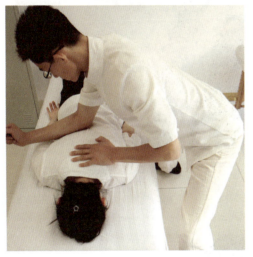
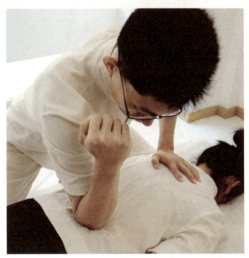

　　手臂、手腕、手指均放松，气沉丹田，重心下沉，以意引气，以气导力，身体整体发力，以前臂靠近肘尖6～12厘米的部位按压于患者背腰部竖脊肌最高点，以前臂尺侧为着力点，将力量通过肩肘手臂传递到患者背腰部，垂直缓缓加力。

　　直到按压住肌束，并通过背腧穴向穴位内部渗透，以患者没有明显的不舒适感为度。按压住后保持身体持续加力的同时，整体发力传递于前臂尺侧，按压住部位，施术者重心由左侧向右侧移动的同时，前臂持续加力沿肌束方向由背部向腰部方向推，以3厘米左右的距离为最佳，或者直接用肘尖点按腰背部，特别是腰部肌肉的肌束最高点。

　　此"功夫推"和"功夫点按"最体现功夫，且是以整个身体的重心转移带动前臂传递力量于患者背腰部，此种力量有根，就有力、均匀、柔和、渗透，单纯手臂发力则力量没有根，不稳定不能持久，更无法谈及渗透，整个背腰部分均要按揉或点按到。

　　所有部位按揉3～6遍，整个操作15～20分钟，患者感觉酸胀、麻痛，按完即顿感轻松舒适。

（五）配合脊柱调理的前肩及肘部、前臂操作

　　患者平躺于推拿床上，施术者弓步站立于床侧，同样气沉丹田，重心下沉，以意引气，以气导力，身体整体发力。右手握住患者右手将其前臂抬起，大臂平放于床上。

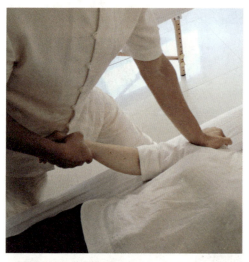
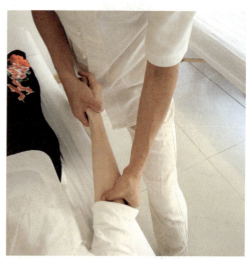
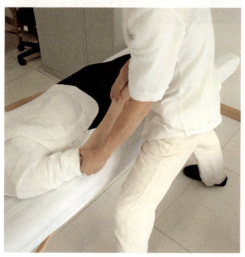
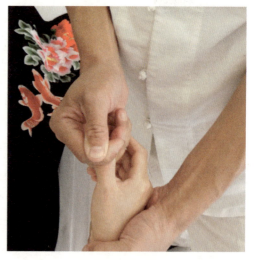

左手以掌根为发力点沿着肩部向前臂按揉一直按揉到肘部，前臂以拿法和点按为主，以身体整体发力，手掌和手指部位以按揉和捻揉手法为主。

（六）腰骶部及大腿调理

患者俯卧于有呼吸孔的洁净推拿床上，嘱患者放松，施术者平行于患者身体站立，两脚分开与肩同宽，膝盖弯曲，气沉丹田，重心放于两脚之间。沉肩垂肘，两臂自然下垂，以掌根按压于患者腰骶部，以意引气，以气导力，身体整体发力，以掌根为着力点，将力量通过手臂、手腕、掌根传递到患者腰骶部，垂直缓缓加力，直到按压住腰骶部软组织，并通过八髎穴向穴位内部渗透，以患者没有明显不适感即可。

按压住后保持身体持续加力的同时，整体发力传递于掌根，以掌根按压住部位，持续加力的同时向正前方5毫米左右前行，整个腰骶部分6个部位即可均按揉到。所有部位按揉3～6次，整个操作15～20分钟，患者感觉酸胀、麻痛，按完即顿感轻松舒适。

臀部推拿同样让患者俯卧于有呼吸孔的洁净推拿床上，嘱患者放松，施术者平行于患者身体站立，两脚分开与肩同宽，膝盖弯曲重心下沉，气沉丹田，重心放于两脚之间。沉肩垂肘，两臂自然下垂，双手掌放于患者臀部正上方。

沿着臀部及股骨头投影部位，以意引气，以气导力，身体整体发力，但要掌握好力度，以掌根为着力点，将力量通过手臂、手腕、掌根传递到臀部，垂直缓缓加力，直到按压至深层肌肉及渗透到穴位内部，但没有出现抵抗状态为最佳，即以患者没有明显的难以忍受的疼痛感为度。按压住后保持身体持续加力的同时，沿垂直于作用平面的方向将整体发力传递于掌根，以掌根按压住部位，持续加力的同时向正前方5毫米左右前行，全面按揉整个臀部和腰骶部。

无需刻意按揉穴位，以整个部位的全面放松及人体自愈力的发挥为根本，以患者感觉舒适的最佳治疗力度为宜，所有部位按揉3～6次，整个操作持续15～20分钟。调理结束后患者立马会感觉到轻松舒适、疼痛减轻。

腿部仰卧位操作时施术者弓步站立于床侧，气沉丹田，重心下沉，以意引气，以气导力，身体整体发力，右手握住患者右脚踝部，让其屈膝将其大腿朝腹部弯曲。

施术者左手前臂平放于患者屈膝后平行于地面的小腿上，身体整体发力，重心下沉的同时将力量传到按压于患侧小腿的左侧前臂，按压患者使其屈膝拉伸腰背部。

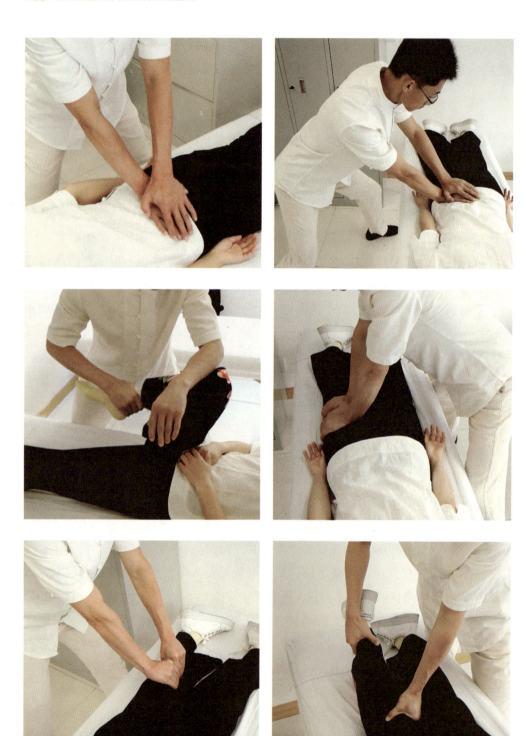

缓缓按压，每个距离半分钟左右，持续按压6次为宜。以同样操作按压左侧，最后将患者双腿同时弯曲，双脚踝交叉，施术者左手前臂放于患者两腿上并以整体发力按压住。施术者气沉丹田，重心下沉，以整体力量让患者弯曲的双腿拉伸腰背部，每个距离缓缓进行，以半分钟左右为宜，按压6次为最佳。

腿部俯卧位操作与腰背部掌根按揉一致，施术者两手掌平放于患者大腿及小腿部，以身体整体发力按压住肌束最高点。缓缓发力，以整个腿部全部按揉为宜。

腘窝委中穴给予点按6～9次，身体整体发力，以意引气，以气导力，力度柔和渗透。

（七）脊柱相关疾病压迫神经引起的相关膝关节病变的功夫推拿技术操作

腰椎4～5和腰椎5～骶椎1椎间盘突出压迫神经根会引起膝关节外侧及小腿疼痛，膝关节内部又无血液供应，随着年龄增长、磨损及激素水平下降，退化也比较严重，恢复自愈力是最佳选择。

功夫推拿是通过调理脊柱和改善膝关节外周的局部血液循环，促进膝关节内体液和润滑液的循环代谢，提升自愈力，让其从根本上最大程度恢复而不是单纯的缓解。

患者平躺于推拿床上，施术者平行于患者身体站立，两脚分开与肩同宽，膝盖弯曲，重心下沉，气沉丹田，重心放于两脚之间。沉肩垂肘，两臂自然下垂，右手掌平放于患者膝部。

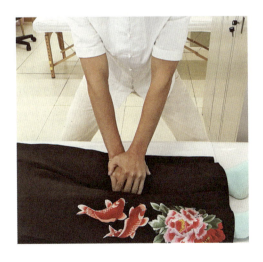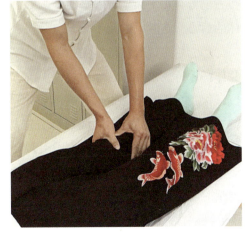

以意引气，以气导力，身体整体发力，以掌根为着力点，将力量通过手臂、手腕、掌根传递到患者膝部。垂直缓缓加力，以按压住部位但没有出现抵抗状态为最佳，即患者没有难以忍受的疼痛感。按压住后保持身体稳定，持续加力的同时，沿整个膝部以紧贴膝部5毫米左右的距离缓缓按揉。所有部位按揉3～6次，以全面按揉整个膝关节及腘窝为佳。再以髌骨的对角为着力点，施术者双手拇指往前后各推按9次。再同样推按另两个对角，目的在于松解粘连，扩大髌骨的活动幅度。此手法一定细心体会手下感觉，以患者可接受的舒适力度操作。

整套动作操作时间15～20分钟，轻柔缓和的力度让患者在感受功夫推拿的同时轻松愉悦地松解粘连，增强膝关节局部血液循环和自愈力，3次为一个疗程，3个小疗程后疼痛等临床症状和功能障碍整体可恢复60%左右，疼痛及活动障碍从根本上减轻。

（八）亚健康的自愈功法修炼和功夫推拿调理

首次练功需要在功夫推拿师的带领下练习，在安静的不被打扰的室内或室外空间，关闭手机或将手机调至静音，换上练功服。

排除杂念，先观察老师的动作要领，并随时保持有效沟通，在确认理解后，进入自然站立状态，两脚分开与肩同宽，膝盖微曲，含胸拔背，下颌微收，虚灵顶劲。左手自然放松，以内劳宫对准下丹田（肚脐下三寸，自己四个手指并拢的宽度就是同身寸的三寸），右手则以食指引领的扇形立掌放于胸前，将意念放于食指指尖。

重心下沉，气沉丹田，重心放于两脚之间，以意引气，以气导力，以食指引领在右前方与水平面呈45度平面上画圈，向远离身体的前方走时以手领肘，向贴近身体的后方行走时以肘领手。

意念始终放于食指指尖，手指始终朝上引领，放松不仅指手臂手指放松，整个身体都保持放松状态，练习过程中将意念集中于头、颈、肩、背、腰、胯、腿等部位，保持身体自然和最大程度的放松，做到"松而不懈，静而不僵"。从意识上理解"放松慢练和功到自然成"，此过程无需观察老师，只需专注在自己理解的功法修炼即可，由老师随时观察给予引领和指导。

对于初学者，很难做到放空，可以不断在头脑中默念"架正圈圆，放松慢练，划圈时向前走以手领肘，向后走以肘领手"的动作要领，及时修正动作。从颈肩、手臂到腰背、腿脚逐渐放松，感觉到局部僵硬或紧张状态时，可以保持意念专注的状态下活动一下紧张部位。

　　随着修炼时间和功力的增长，重心会逐渐下沉，由上身到腰胯，再到膝盖、脚底，同时气也会从膻中穴逐渐下沉至下丹田。

　　修炼过程中不要刻意追求某种感觉，也不要有任何执念，只需按照正确的动作要领去做即可。假若有不舒服的症状第一时间跟老师沟通，不要刻意追求时间，感觉疲惫或心静不下来无法坚持时可稍事休息后继续。一般每次练习以一小时为佳，之后逐渐增加至两个小时。待练到一小时以上感觉不到胳膊和肩部劳累，腰背部放松，只是腿部略微吃力即逐步入门。

四、适应证

☑ 颈椎病

☑ 肩关节周围炎

☑ 髋关节滑囊炎

☑ 髋关节扭伤

☑ 膝关节侧副韧带损伤

☑ 半月板损伤

☑ 膝骨关节炎

☑ 急性腰扭伤

☑ 腰椎小关节紊乱

☑ 慢性腰肌劳损

☑ 腰椎间盘突出症

☑ 腰椎骨质增生

☑ 第三腰椎横突综合征

☑ 腰椎滑脱

☑ 骶髂关节炎

☑ 梨状肌综合征

☑ 臀上皮神经损伤

☑ 股二头肌扭伤

☑ 腓肠肌痉挛

☑ 肌肉萎缩

☑ 坐骨神经痛

☑ 腰背神经痛

☑ 急慢性风湿、类风湿引起的四肢关节痛，以及牵连的肩、背、腰、膝等部的肌肉疼痛

☑ 关节滑囊肿痛

☑ 关节强直

五、禁忌证

☒ 严重心脏病   ☒ 外伤

☒ 高血压   ☒ 皮肤病

☒ 白血病   ☒ 不明原因的疾病

☒ 肿瘤

六、注意事项

① 自愈力功夫推拿会以最佳的舒适力度调理，所以不能按照常规推拿的标准要求加大力度。

② 调理期间必须保持安静状态，不能被打扰，手机必须打至静音，不能说话，外周环境也必须安静。

③ 调理结束后自愈力激发，身体会更加敏感提示劳累或需要休息，一定要遵医嘱休息。

实践案例

案例 1

病例

盖某某，男，42岁，初诊时间2008年8月9日。颈肩腰腿痛，失眠，背部僵硬，弯曲受限，肌张力明显增高，自述喜欢力量大的强刺激手法。

调理过程

经脉诊和肢体检查后给予专业讲解，从根本上让其了解身体的自愈功能，改变了其以痛止痛的错误理解。

患者放松地正坐于40～50厘米高的凳子或低靠背椅子上，施术者站在患者正后方，右腿正对患者脊柱，左脚向左前方30度站立，沉肩垂肘，左手放于患者额头部轻轻扶住，重心下沉，气沉丹田，重心放于两脚之间，左右脚3：7比例。施术者右肩放松，右肘自然放松向里收，顶住右肋部，右前臂和手掌手指平行于地面伸直，收拢虎口角度至15度，以拇指指腹顶端对准患者颈椎两侧的肌束最高点，以意引气，以气导力，身体整体发力，将力量传递到拇指顶端，再传递到肌束，垂直缓缓加力，直到按压住肌束且肌束被压扁但没有出现抵抗状态为最佳。因为初次调理，力度以患者能接受的60%为宜，按压住后保持身体持续加力的同时，拇指指腹顶端由肌束最高点向脊柱方向剥离，但不要按压到脊柱，以5毫米左右的距离为最佳。沿着左侧肌束最顶端从上往下，每个部位剥离3次，让患者在轻松状态下仅感觉酸胀痛为度。再换左腿正对患者脊柱，右脚向右前方30度，以左手发力剥离右侧肌束。最后以左手或右手沿着脊柱正中从上到下按压，剥离棘上韧带每个部位3次，整体操作15分钟。

颈椎调理后嘱患者俯卧于床上，施术者平行于患者身体站立，两脚分开与肩同宽，膝盖弯曲重心下沉，气沉丹田，重心放于两脚之间。施术者沉肩垂肘，两臂自然下垂，双手掌平放于患者背腰部，以意引气，以气导力，身体整体发力，以掌根为着力点，将力量通过手臂、手腕、掌根传递到患者背腰部竖脊肌肌束最高点，垂直缓缓加力，直到按压住肌束但没有出现抵抗状态为最佳。以患者能接受的60%力度施术，按压住后保持身体持续加力的同时，沿垂直于竖脊肌的方向将整体发力传递于掌根，以掌根按压住部位，持续加力的同时向正前方5毫米左右前行，以垂直肌束平面的方向加力按揉，沿竖脊肌方向每个部位按揉3次，全面按揉整个背部。大概三五分钟即鼾声如雷，整个操作15分钟结束。随着按压的缓慢节奏，患者很快入睡，30多分钟后患者醒来感觉神清气爽。

次日回家后继续功夫推拿调理，以80%的身体承受力度施术，调理后开始出现疲劳、困乏的感觉，晚上不到9点即上床入睡，直到第二天早晨8点多自然醒来。随后以身体能承受的85%左右强度施术，6次调理后疲劳、困乏感达到最高，配合休息。9次调理后逐渐减轻，每日清晨自然醒后感觉神清气爽，自愈力明显提升。

--- **案例 2** ---

病例

于某某，男，53岁，初诊时间2007年6月28日。背有蚁行样感觉，自述遍访名医，未从根本上恢复。

调理过程

脉诊后给予背部自愈力功夫推拿调理，因背腰部肌肉丰厚，腰肌劳损及经常做推拿，受力较大，给予功夫推手法。

施术者两脚平行站立，两脚间距3～4个脚掌的长度，脚尖平行向前下蹲，接近大腿与地面平行，虚灵顶劲，含胸拔背，胯向前收，背部和腰骶部接近直线垂直地面，臀部自然状态不后翘，前臂自然平行放于患者背腰部竖脊肌上。施术者手臂手腕手指均放松，气沉丹田，重心下沉，以意引气，以气导力，身体整体发力，以前臂靠近肘尖6～12厘米的部位按压于背腰部竖脊肌最高点，以前臂尺侧为着力点，将力量通过肩肘手臂传递到背腰部，垂直缓缓加力，按压住肌束并通过背腧穴向穴位内部渗透，以患者能承受的60%为度。按压住后保持身体持续加力的同时，整体发力传递于前臂尺侧，按压住部位，施术者重心由左侧向右侧移动的同时，前臂持续加力沿肌束方向由背部向腰部方向推，以3厘米左右的距离为最佳，每个部位按揉3遍，整个操作15分钟，调后患者即刻入睡。

次日自述身体较前日明显轻松，蚁行样感觉减弱60%以上，遂决定完全遵医嘱配合调理，延续前一日调理方案，以80%力度为宜。第3天调理后以拇指点按肝胆俞和命门穴，以肘尖点按肾俞、腰阳关6次，以80%的承受度为宜。3次调理后虫爬样感觉即消失，自愈力恢复明显，晚上9点左右即有困意，入睡很快，睡眠质量很高，次日自然醒，连续调理3个疗程后达到预期，随嘱其每月调理3次以使身体稳定在最佳状态。

案例 3

病例

高某某，男，52岁，初诊时间2007年7月3日。腰椎间盘突出后遗症，3年前做过腰椎间盘手术，手术很成功，但阴雨天前或坐飞机气压变化都会出现局部痒痛的感觉及腰部不适，睡眠亦受影响。

调理过程

因手术过所以局部受力较弱，给予背部功夫推拿调理。

嘱患者俯卧于推拿床上，施术者以掌根沿腰椎2～3部位开始至八髎穴施术，以患者能接受的60%力度操作。按压住后保持身体持续加力的同时，感受患者背部给予的反馈信息微调力度，沿垂直于竖脊肌的方向将整体发力传递于掌根，以掌根按压住部位，持续加力的同时向正前方5毫米左右前行，每个部位按揉3次。整体调完后患者表述只有轻微的酸胀感，调理后很快入睡。当日调整完反感觉比较轻松，腰背部有温热感，第二次调理后即感觉活动自如，回家后做饭收拾家皆无影响，第三次随着身体适应后逐渐加力度和渗透度，每次调理结束后温热感持续保持三四个小时，第六次后恰逢阴雨天，身体无任何不适感。连续调理9次后，睡眠质量明显提升，且容易入睡，自愈力明显恢复，嘱其注意休息。

案例 4

病例

赵某某，男，56岁，初诊时间2007年8月20日。因右肩部疼痛来诊，伴随失眠。

调理过程

经检查为颈椎间盘突出压迫臂丛神经所致，肩部有轻微运动伤。患者平躺于推拿床上，施术者弓步站立于床侧，气沉丹田，重心下沉，以意引气，以气导力，身体整体发力，右手握住患者右手将其前臂抬起，大臂平放于床上，左手以掌根为发力点，沿着肩部向前臂按揉，一直按揉到肘部，以患者能承受的60%力度施术，前臂以拿法和点按为主，同样以身体整体发力，以舒适放松为主。

再拿肩井，施术者正对患者背部，重心下沉，气沉丹田，重心放于两脚之间，沉肩垂肘，两肩放松，双肘自然放松下沉，双手拇指与其余四指分开拿住患者肩井部，拇指与其余四指均保持伸直状态，收拢虎口角度以拿住肩井为准，以整个拇指和其余四指相对挤压肌束，以60%力度为宜。右肩部用掌根按压，以热度渗透为主，经当次治疗疼痛程度减轻30%，此后以10%幅度逐渐增加力度，热度和渗透度也同步增加。3次调理后，肩部疼痛减轻60%，颈腰背不适减轻，睡眠明显好转，自愈力逐步恢复。连续调理6次后肩部症状消失，活动幅度有80%以上的改善，嘱患者用装满水的矿泉水瓶放在塑料袋里摇肩，以惯性带动肩部摇动拉伸配合恢复。调理12次后肩部能自如活动，疼痛消失。

案例 5

病例

赵某某，男，56岁，初诊时间2007年9月6日。肩背部疼痛，严重影响情绪及睡眠，艾灸、拔罐、针刺治疗后疗效欠佳。

调理过程

经检查诊断为颈椎压迫、胸椎轻微错位和肩胛骨内上角局部粘连。患者俯卧于有呼吸孔的洁净推拿床上。施术者正对床头站立，右腿正对患者脊柱，重心下沉，气沉丹田，重心放于两脚之间，左右脚3∶7比例。沉肩垂肘，右肩放松，右上前臂和手掌手指垂直于地面伸直，收拢虎口至15度，以拇指指腹顶端对准颈椎两侧的肌束最高点，以意引气，以气导力，身体整体发力，将力量传递到拇指顶端，再传递到肌束，垂直缓缓加力，以按压住肌束至刚有抵触的60%力度施术。按压住后，保持身体持续加力的同时，拇指指腹顶端由肌束最高点向脊柱方向剥离，但不要按压到脊柱，以5毫米左右的距离为最佳。沿着左侧肌束最顶端从上往下，每个部位剥离3次，再换左手以同样力度和次数剥离右侧及脊柱正中的棘上韧带。之后以掌根揉肩胛骨及内上角粘连处，以局部酸胀感为准。

功夫推拿后当次即疼痛减轻，随后力度以每次10%逐渐增加，剥离次数逐渐加至5次。两个疗程后全身轻松，肩部疼痛减轻80%，睡眠改善非常明显，自愈力提升达到预期，又巩固治疗一个疗程，嘱其遵医嘱锻炼。一个月后随访，吃饭、睡觉、书法写作等日常活动均不受影响。

─── **案例 6** ───

病例

韩某，男，23岁，运动员，初诊时间2005年6月12日。腰疼。患者要去日本参加比赛，需要缓解腰部疼痛及恢复身体状态。自述被队医针灸时滞针，队医强行拔针，导致患者对针灸治疗产生心理恐惧。

调理过程

以持久、有力、均匀、柔和、渗透的功夫推拿让其在放松状态下松解粘连的肌纤维，以整个脊柱及韧带的功能恢复为主。双掌加力以患者能接受的 30% 力度施术，后逐渐增加至 60%，随着身体的适应再逐渐加力至 80%，按压住后保持身体持续加力的同时，沿垂直于竖脊肌的方向将整体发力传递于掌根，以掌根按压住部位，持续加力的同时向正前方 5 毫米左右前行，从肩井背部至腰骶部以垂直肌束平面的方向加力按揉，沿竖脊肌方向每个部位按揉 6 次。全面按揉整个颈肩腰背部，这样可以最大限度、最短时间恢复运动员的身体状态，整个操作 25 分钟，结束治疗后患者感觉放松舒适，弯腰拉伸后酸胀感明显，嘱咐其将训练强度减半，间隔休息。次日再以 80% 力度调理，外加点按天宗、肝胆肾俞，掌揉腰骶部，酸胀感加重。3 次治疗后，疲劳和酸胀感消失，活动自如，自愈力恢复明显，调理 6 次后即启程比赛。

─── **案例 7** ───

病例

时某，男，55岁，初诊时间2017年9月28日。偏瘫20天，每天去医院做康复训练，感觉恢复不理想，遂回家休养，但患者惰性较大，不愿主动锻炼。

调理过程

让患者俯卧于有呼吸孔的洁净推拿床上，嘱患者放松，施术者平行于患者身体站立，两脚分开与肩同宽，膝盖弯曲，气沉丹田，重心放于两脚之间。沉肩垂肘，两臂自然下垂，以掌根按压于患者腰骶部，以意引气，以气导力，身体整体发力，以掌根为着力点，将力量通过手臂、手腕、掌根传递到腰骶部，垂直缓缓加力，直到按压住腰骶部软组织，并通过八髎穴向穴位内部渗透。按压住后保持身体稳定，持续加力的同时，整体发力传递于掌根，以掌根按压住部位，持续加力的同时向正前方 5 毫米左右前行，整个腰骶处分为 6 个部位即可均按揉到，每个部位按揉 3 次，

138   五种濒临消亡的非药物脊柱调理技术

整个操作20分钟，治疗过程患者感觉酸胀、麻痛，按完即顿感轻松舒适。之后沿患者臀部推拿，沿着臀部及股骨头投影部位，以意引气，以气导力，身体整体发力，掌握好力度，以掌根为着力点，将力量通过手臂、手腕、掌根传递到臀部，垂直缓缓加力，直到按压至深层肌肉及渗透到穴位内部，以没有出现抵抗状态为最佳。按压住后保持身体持续加力的同时，沿垂直于作用平面的方向将整体发力传递于掌根，以掌根按压住部位，持续加力的同时向正前方5毫米左右前行，按揉整个臀部和腰骶部全面，以整个部位的全面放松及人体自愈力的发挥为根本，以患者感觉舒适的最佳治疗力度为宜，所有部位按揉6次，以15分钟为宜。调理结束后，患者即刻感觉轻松舒适，活动幅度增加，动作可支配性增强，配合心理暗示外加激励，其能自主用勺子将饭送到嘴边。随后以3次为一疗程，因患者配合康复调理的主动性较差，调理效果不稳定，强制性要求监督其运动，并控制肉类摄入，两个疗程后进入快速恢复期，自愈力也逐步恢复，24天达到意识上主动用患侧吃饭，自己主动抬腿走路。

案例 8

病例　李某某，男，40岁，初诊时间2006年5月6日。腰疼来诊，CT检查为腰椎间盘突出，伴随小腿外侧疼痛。

调理过程　诊断为腰椎4～5椎间盘突出压迫坐骨神经，上门给予推拿调理。嘱患者俯卧于推拿床上，施术者以掌根沿患者背部至腰骶部施术，以患者能接受的30%力度逐渐加至60%操作，按压住后保持身体持续加力的同时，感受患者背部给予的反馈信息微调力度。沿垂直于竖脊肌的方向，整体发力传递于掌根，以掌根按压住部位，持续加力的同时向正前方5毫米左右前行，每个部位按揉6次。患者仰卧位接受腿部调理，施术者弓步站立于床侧，气沉丹田，重心下沉，以意引气，以气导力，身体整体发力，右手握住患者右腿踝部让其屈膝，将其大腿朝腹部弯曲，施术者左手及前臂平放于患者屈膝后平行于地面的小腿上，身体整体发力，重心下沉的同时将力量传到按压于患侧小腿的左侧前臂，按压患者使其屈膝拉伸腰背部，缓缓按压，每次半分钟左右，持续按压6次为宜。再以同样操作按压左侧，最后将患者双膝双腿同时弯曲，双脚踝交叉，施术者左手前臂同时放于其上，并以整体发力按压住，气沉丹田，重心下沉，以施术者整体力量让其弯曲的双腿拉伸腰背部，每个距离缓缓进行，以半分钟左右为宜，按压6次。

患者俯卧位后进行腿部操作，与腰背部掌根按揉一致，两手掌平放于大腿及小腿部，以身体整体发力按压住肌束最高点，缓缓发力，整个腿部全部按揉，腘窝委中穴点按6~9次，同样是身体整体发力，以意引气，以气导力，力度柔和渗透。调理后随即症状减轻，可以下床走动，嘱咐患者少坐多卧床休息。第二次调理后即感觉活动自如，第三次逐渐加大力度和渗透度，每次调理结束后可保持三四个小时的自如状态，随后即有疲劳感，嘱其以一个小时自由活动为佳，随即休息。第六次调理后身体无明显不适感，随后连续调理12次，睡眠质量明显提升，自愈力明显恢复。

案例 9

病例 刘某某，女，30岁，初诊时间2008年6月12日。腰疼，医院诊断为腰肌劳损。

调理过程 功夫推拿患者腰背部，以患者可承受的80%力度施力，以更加缓和的渗透力度为主，每个部位推拿6次，之后弹拨第三腰椎横突3次，点按腰骶部背腧穴3次。一次调理后自愈力被激发，症状即刻减轻，当晚睡眠质量佳，次日工作时感觉容易疲劳。连续调理9次后，腰背自觉活动自如，轻松舒适，嘱患者不要长时间保持一个姿势，外加腰部肌肉力量训练，平时以柔韧性的拉伸为主，活动关节和肌肉韧带，半年后随访疼痛未有复发。

案例 10

病例 孙某某，男，57岁，初诊时间2003年10月28日。半身不遂半年，因患者自觉思维意识不足以支撑正常工作，主动回家休养，后萎靡不振。

调理过程 让患者俯卧于推拿床上，以掌根施术，气沉丹田，重心放于两脚之间，沉肩垂肘，两臂自然下垂，以掌根按压于腰骶部，以意引气，以气导力，身体整体发力，以掌根为着力点，将力量通过手臂、手腕、掌根传递到患者肩背及腰骶部，垂直缓缓加力，直到按压住肩背和腰骶部软组织，并通过相应部位和八髎穴向穴位内部渗透，以无不适为度。按压住后保持身体持续加力的同时，整体发力传递于掌根，以掌根按压住部位，持续加力的同时向正前方5毫米左右前行，按揉到颈肩腰背及整个腰骶部，所有部位按揉6次，整个操作35分钟左右，患者触觉及支配神经的主动运动明显增强。

后做臀部推拿，沿着臀部及坐骨神经投影部位，以意引气，以气导力，身体整体发力，以掌根为着力点，将力量通过手臂、手腕、掌根传递到臀部，垂直缓缓加力，直到按压至深层肌肉及渗透到穴位内部。以80%的承受力为最佳，按压住后保持身体持续加力的同时，沿垂直于作用平面的方向将整体发力传递于掌根，以掌根按压住部位，持续加力的同时向正前方5毫米左右前行，整个臀部和腰骶部全面按揉，每个部位按揉6次，以15分钟为宜。6天后患者主动支配肢体的幅度和精准度明显增强，随后坚定配合，一个月后可重新上班，患侧腿部力量略微弱，但不影响走路，自己每天步行一公里至门诊坐诊，连续十多年，后不幸遇车祸。

案例 11

病例　商某某，女，55岁，初诊时间2008年6月21日。腰背疼痛，膝关节疼痛影响走路，睡眠质量欠佳，醒后不易入睡。

调理过程　检查发现患者脊柱侧弯压迫神经，膝关节由于超负荷锻炼造成半月板损伤，腰椎4～5和腰椎5～骶椎1椎间盘突出压迫神经根，引起膝关节外侧及小腿疼痛，膝关节内部无血液供应，随着年龄增长、磨损及激素水平下降退化比较严重。

遂以功夫推拿调理脊柱和改善膝关节外周的局部血液循环，促进膝关节内体液和润滑液的循环代谢。患者先俯卧，以能承受的60%力度调理腰背，后平躺于推拿床上，施术者平行于患者身体站立，两脚分开与肩同宽，膝盖弯曲，重心下沉，气沉丹田，重心放于两脚之间，沉肩垂肘，两臂自然下垂，右手掌平放于患者膝部，以意引气，以气导力，身体整体发力，以掌根为着力点，将力量通过手臂、手腕、掌根传递到膝部，垂直缓缓加力，以按压住部位但没有出现抵抗状态的60%力度施术。按压住后保持身体持续加力的同时，沿整个膝部以紧贴膝部5毫米左右的距离缓缓按揉，所有部位按揉3次，以全面按揉整个膝关节及腘窝为佳。再以双手拇指以髌骨的对角为着力点，往前后推按各9次，再同样推按另两个对角，目的在于松解粘连，扩大髌骨的活动幅度，此手法一定细心体会手下感觉，以患者能接受力度的60%施力操作，整个操作15～20分钟，手法以轻柔缓和的力度为主。

功夫推拿调理一次后患者自觉膝关节肿胀，但行走疼痛明显缓解。3次为一个疗程，3个小疗程后患者自我感觉恢复60%左右，疼痛及活动障碍从根本上减轻，能自己主动上下楼梯。连续调理9次后腰背疼痛消失，一觉睡到天亮，日常活动及每天接送孩子的情况下膝关节没有任何感觉，嘱患者保暖和控制运动量，注意腰背部休息，随访正常。

案例 12

病例 田某某，女，35岁，初诊时间2017年10月16日。失眠、烦躁、腰背疼痛、膝关节疼痛。

调理过程 患者先平躺，功夫推拿颈椎和腰背，颈椎以60%的力度，腰背以80%的力度调理。让患者平躺于推拿床上进行膝关节调理，因其膝关节粘连较轻，遂以意引气，以气导力，身体整体发力，以掌根为着力点，将力量通过手臂、手腕、掌根传递到膝部，垂直缓缓加力，以按压住部位但没有出现抵抗状态的80%力度施术，按压住后保持身体持续加力的同时，沿整个膝部以紧贴膝部5毫米左右的距离缓缓按揉，所有部位按揉6次，以全面按揉整个膝关节及腘窝为佳。再以双手拇指以髌骨的对角为着力点，往前后推按各9次，再同样推按另两个对角，目的在于松解粘连，扩大髌骨的活动幅度。3次调理后患者即感觉心情大好，不再烦躁易怒，睡眠质量明显提升，晚10点准时入睡，早七八点自然醒，膝关节可轻松弯曲，心情也轻松许多，自愈力呈上升趋势.连续调理12次后所有症状消失，患者自觉身体及心理状态恢复至10年前状态。

案例 13

病例 张某某，男，40岁，初诊时间2006年6月12日。颈肩腰腿痛、失眠，自述有接近8年不能自主弯腰，喝酒、应酬、熬夜厉害，平时喜欢以痛止痛的推拿方式。

调理过程

经颈肩腰背功夫推拿，患者不到一刻钟即入睡。

首次调理结束后定制方案，因其心脏功能不良伴肥胖，以坐位推拿颈椎和肩部，嘱患者放松正坐于40~50厘米高的低靠背椅子上，施术者站于患者正后方，右腿正对患者脊柱，左脚向左前方30度站立，沉肩垂肘，左手放于患者额头部轻轻扶住，略微向后扶按患者头部，保持颈椎放松状态。施术者重心下沉，气沉丹田，重心放于两脚之间，左右脚3/7比例，沉肩垂肘，右肩放松，右肘自然放松向里收，顶住患者右肋部，右前臂和手掌手指平行于地面伸直，收拢虎口角度至15度，以拇指指腹顶端对准颈椎两侧的肌束最高点，以意引气，以气导力，身体整体发力，将力量传递到拇指顶端，再传递到肌束，垂直缓缓加力，直到按压住肌束且肌束被压扁，但没有出现抵抗状态为最佳。因为之前多次重力度推拿，受力较大，所以力度以患者能接受的85%为宜，按压住后保持持续加力的同时，拇指指腹顶端由肌束最高点向脊柱方向剥离，但不要按压到脊柱，以5毫米左右的距离为最佳，沿着左侧肌束最顶端从上往下，每个部位剥离6次，让患者在轻松状态下以感觉酸胀痛为度。

后嘱患者俯卧于床上推拿腰背部，施术者两臂自然下垂，双手掌平放于患者背腰部，以意引气，以气导力，身体整体发力，以掌根为着力点，将力量通过手臂、手腕、掌根传递到背腰部的竖脊肌肌束最高点，垂直缓缓加力，直到按压住肌束但没有出现抵抗状态为最佳，以患者能接受的85%力度施术。按压住后保持身体持续加力的同时，沿垂直于竖脊肌的方向将整体发力传递于掌根，以掌根按压住部位，持续加力的同时向正前方5毫米左右前行，从背部以垂直肌束平面的方向加力按揉，因患者不能长时间俯卧，所以沿竖脊肌方向每个部位按揉3次，全面按揉整个背部后加肝胆肾俞肘部点按3次。结束后患者当即深深地舒了一口气，自述身体被拉伸开了一样，之后继续给予调理，并嘱其每日做拉伸活动，一周后不适症状消失，即刻入睡，一觉到天亮，自我感觉身体状态轻松良好。

───────── **案例 14** ─────────

病例

孙某某，男，45岁，初诊时间2017年6月28日。肩背疼痛影响高尔夫上杆，右小腿肌肉拉伤，不能踩地。

调理过程

肩部俯卧位拿法，以患者能接受的 80% 力度为宜。背部以掌根垂直加力，按揉疼痛部位和相关肌群，以酸胀感为度，每个部位 6 次。功夫推拿颈椎后顿感轻松，嘱患者俯卧，两手掌平放于拉伤部位周围，以身体整体发力按压住肌束最高点，缓缓发力，以整个腿部全部放松为宜，腘窝委中穴给予点按 6～9 次，同样是身体整体发力，以意引气，以气导力，力度柔和渗透，手法要求渗透同时要做到轻柔。

后重点调理拉伤部位，右小腿拉伤部位涂抹按摩乳，以双手拇指沿拉伤部位缓缓推按，以患者能承受的最大力度为宜，每条肌束推揉9次左右，当次推拿完虽仍然疼痛但可下地走路，后嘱其略微抬高腿休息，次日推拿力度减轻至最大承受力度的60%。三次调理后拉伤部位基本不影响走路，肩背自我感觉恢复到85%以上，转身等已不受限，调理6次后嘱其休息一周后运动，一个月后随访痊愈，已可下场打球。

─── **案例 15** ───

病例

国某某，男，56岁，初诊时间2011年10月21日。肩背及腰骶部僵硬，拔罐、理疗后不减轻，虽每日练太极拳仍不缓解。

调理过程

让患者俯卧于推拿床上，嘱患者放松，施术者平行于患者身体站立，两脚分开与肩同宽，膝盖弯曲，气沉丹田，重心放于两脚之间。沉肩垂肘，两臂自然下垂，首先以掌根按压于腰骶部，以意引气，以气导力，身体整体发力，以热度和力度通过掌根传递到患者腰骶部。垂直缓缓加力，直到按压住腰骶部软组织，并通过八髎穴向穴位内部渗透，按压住后保持身体持续加力，整个腰骶部分均以此热度和力度按揉到，每个部位按揉 6 次，整个操作过程约 10 分钟。患者感觉酸胀、麻痛，按完即顿感轻松舒适。沿膀胱经从上向下推按，以承受力度的 60% 逐渐加至 80%，反复推 3 遍，以疏通膀胱经，激发患者自愈力。以整体身体发力传递至拇指点按委中穴，连续 6 次。调理后患者自我感觉身体僵硬状态明显改善。连续调理 12 次痊愈，随访无不适感。

─── **案例 16** ───

吴某某，男，72岁，初诊时间2015年11月21日。半年前因患舌癌手术切除部分舌体，中风一个月，卧床，咳嗽，憋闷，夜不能寐，便秘，右侧手脚冰凉，活动不利。

调理过程

诊脉后给予坐位的颈椎和拿肩井调理。患者正坐于有靠背的椅子上，施术者站于患者正后方，右腿正对患者脊柱，以推拿颈椎的动作要领操作，拇指指腹顶端对准颈椎两侧的肌束最高点，缓缓加力，以患者能承受力度的30%逐渐加大至60%后剥离，每个部位6次。

然后拿肩井，施术者正对患者背部，重心下沉，气沉丹田，重心放于两脚之间，沉肩垂肘，两肩放松，双肘自然放松下沉，双手拇指与其余四指保持伸直状态、分开，拿住患者肩井部，收拢虎口角度以拿住肩井为准，以整个拇指和其余四指相对挤压肌束，捏而提起谓之拿，每个部位拿3次。

随后让患者俯卧，沿肩背部全身发力，以掌根揉膀胱经，激发其自愈力。施术者平行于患者身体站立，两脚分开与肩同宽，膝盖弯曲，气沉丹田，重心放于两脚之间，沉肩垂肘，两臂自然下垂，以掌根按压于腰骶部，以意引气，以气导力，身体整体发力，以掌根为着力点，将力量通过手臂、手腕、掌根传递到腰骶部，垂直缓缓加力，直到按压住腰骶部软组织并通过八髎穴向穴位内部渗透，以热度持续渗透为度。

仰卧位拿双腿，并屈伸下肢，拉伸腰背部。

初次调理后，次日患者精神愉悦，手脚较前温热。第二次调理时力度增加到80%，以逐步的热度渗透和力度增加调理颈肩、腰背及股骨头和大小腿。调理结束后手指和小腿可轻微活动，3日后手指手腕能动，两个脚趾能动，小腿能贴着床伸缩，自愈力逐步被激发。随后调理时增加肾俞、命门的点按和腰骶部的振法，患者自我感觉热度循经感传，从腰骶部逐步向大腿和小腿延伸，调理结束后前臂可以打弯，小腿可以伸缩抬起。遗憾的是老人因肺癌晚期，家人放弃治疗，在患者前臂和大腿小腿能主动做伸展活动后中断治疗，没有恢复到预期即去世。

案例 17

病例

王某某，女，53岁，初诊时间2008年10月18日。股骨头坏死，小便失禁，走路疼痛严重，有人搀扶的情况下仅能小步挪动，每次半个脚掌的距离，拒绝手术治疗。

调理过程　诊断后以腰背和腰骶部功夫推拿调理，扶患者缓缓俯卧于推拿床上，施术者平行于患者身体站立，调气调呼吸后两脚分开与肩同宽，膝盖弯曲，重心下沉，气沉丹田，重心放于两脚之间。施术者沉肩垂肘，两臂自然下垂，双手掌平放于患者背腰部，以意引气，以气导力，以热度的渗透为主，持续3分钟后以身体整体发力，以掌根为着力点，将力量通过手臂、手腕、掌根传递到背腰部的竖脊肌肌束最高点，垂直缓缓加力，以患者能接受力度的30%施术，按压住后保持身体持续加力的同时，沿垂直于竖脊肌的方向将整体发力传递于掌根，以掌根按压住部位，持续加力的同时向正前方5毫米左右前行，沿着背部和腰骶部以垂直肌束平面的方向加力按揉，沿竖脊肌方向每个部位按揉6次，全面按揉整个背部和腰骶部。

调理后，患者当天即感觉平躺时疼痛减轻30%，睡眠明显好转，但下地走动疼痛不减，遂仍以腰骶部的热度渗透和后期逐渐增加力度的腰背部施术。3次调理后不用他人搀扶患者能自己扶着墙挪动，能自己上床趴下。之后调理时增加肾俞、命门及八髎穴点按，每个穴位以酸胀为度，各点按6次，力度逐渐增加到80%。一个月后患者自述疼痛减轻80%，小便失禁痊愈，虽然依然有疼痛，但是在可以接受的范围内，而且自己可以小步行走，无需专人照顾。半年后随访小便正常，活动步幅增大，轻微的疼痛不影响正常生活。

案例 18

病例　马某某，女，46岁，初诊时间2008年9月20日。颈肩疼痛伴随视力下降，去眼科医院检查及换眼镜后均无明显改善。

调理过程　经检查诊断为颈椎病压迫椎动脉引起供血不足，腰背部劳损连带颈椎受力不均衡。

给予颈椎功夫推拿，以60%力度调理，每次以10%力度增加。3次调理后增加拿肩井，并俯卧掌揉肩背和脊柱，每个部位3次，沿脊柱和膀胱经直到腰骶部。首次调理后患者即感眼睛明亮，3次后感觉肩背轻松，连续调理12次后眼睛无任何不适，视力恢复如前，睡眠一觉到天亮，且每次推拿时均三五分钟即可入睡，感觉全身轻松。

案例 19

病例

董某某，女，42岁，初诊时间2017年6月21日。全身疲乏无力、肌肉及关节酸痛、头昏头痛、心悸胸闷、睡眠紊乱、食欲不振、脘腹不适、心烦意乱、急躁易怒、记忆力下降、精力不足等。

调理过程

拿颈椎，沿膀胱经掌揉肩背和脊柱，以热度和渗透度为主，节奏略微缓慢，调理过程中能听到患者肠鸣音。首次调理后患者感觉浑身轻松，睡眠明显改善，肠胃功能也明显改善。3次调理后患者感觉身体疲惫感加重，困乏明显，随嘱其跟随身体状态休息。6天后睡眠补足，早晨六点自然醒。连续调理12次后患者感觉无明显不适，遂教授其自愈力功法，每日习练一个小时，半年后随访正常。

案例 20

病例

杨某，男，42岁，初诊时间2016年5月18日。强直性脊柱炎，晨僵明显。

调理过程

患者全身放松，正坐于低靠背椅子上，施术者以拇指指腹顶端对准患者颈椎两侧的肌束最高点，以意引气，以气导力，身体整体发力，将力量传递到拇指顶端，再传递到肌束，逐步垂直，缓缓加力。首先以患者能接受力度的30%为宜，停顿10秒钟左右再持续加力至60%。按压住后保持身体持续加力的同时，拇指指腹顶端由肌束最高点向脊柱方向剥离，从上到下推拿颈椎。以拇指从风府穴部位沿棘上韧带持续点按，每个部位缓缓加力，点按半分钟，一直到大椎穴，反复3遍。再换左腿正对患者脊柱，右脚向右前方30度，以左手发力剥离右侧肌束。最后以左手沿着脊柱正中从上到下按压剥离棘上韧带，每个部位3次，整体操作15分钟。

颈椎调理后嘱患者俯卧于推拿床上，施术者平行于患者身体站立，两臂自然下垂，双手掌平放于肩背腰部，先以意引气，以气导力，以热度渗透为主后身体整体发力，以掌根为着力点，将力量通过手臂、手腕、掌根传递到肩背腰部的竖脊肌肌束最高点，垂直缓缓加力，以患者能接受力度的30%逐渐加大到60%的力度施术。持续加力的同时向正前方5毫米左右前行，从背部以垂直肌束方向加力按揉，沿竖脊肌方向每个部位按揉3次，全面按揉整个肩背腰部，并以同样的方法按揉棘上韧带。

调理结束后，患者颈肩腰背僵硬感消失，遂间隔一天调理一次。3次后以60%力度开始，逐步增大到80%。功夫推拿6次后患者感觉转头时无需伴随身体同转。调理一个月后，调理间隔时间延长至6天，间隔三五天也不会出现明显的全身僵硬症状。系统调理3个月后，患者睡眠质量良好，还未融合部位的脊柱活动幅度及舒适度基本稳定，之后坚持每日一个小时的太极拳练习，身体状况基本稳定。半年后回访无明显加重，坚持每日习练自愈力功法。

案例 21

病例　林某某，女，40岁，初诊时间2008年6月21日。睡眠欠佳，作息不规律，晨起感觉困乏，腰椎和膝关节增生。

调理过程　俯卧位调理颈肩、腰背，以患者能承受力度的60%调理，每个部位3次；对于影响比较明显的膝关节病变给予仰卧位调理。

膝关节调理时，患者平躺于推拿床上，施术者以标准要求操作，以意引气，以气导力，身体整体发力，以掌根为着力点，将力量通过手臂、手腕、掌根传递到膝部，垂直缓缓加力，以患者可承受力度的30%逐步增加，按压住后保持身体持续加力的同时，沿整个膝部以紧贴膝部5毫米左右的距离缓缓按揉，所有部位按揉3次，以全面按揉整个膝关节为佳。双手拇指以髌骨的对角为着力点，往前后推按各6次，两拇指再换到对侧同样推按另两个对角，松解粘连，扩大髌骨的活动幅度，以患者能接受力度的30%逐渐增加到60%，整个操作15～20分钟，手法以轻柔缓和的力度为主。

调理一次后患者即感觉轻松，当晚不到10点就困意十足，一觉睡到次日早晨8点，自愈力明显恢复，醒后感觉全身轻松，膝关节活动有改善，嘱咐其注意保暖。连续调理12次，患者一直保持高质量睡眠，肠胃功能及身体自我感觉状态良好，上下楼梯及爬山时膝关节已无不适感。

案例 22

病例　许某某，男，40岁，初诊时间2005年6月26日。肩部因打乒乓球运动损伤后引起疼痛。

调理过程　经检查后诊断为颈椎压迫臂丛神经，伴随肩部轻微拉伤。

按正规动作要领，俯卧位拿颈椎，功夫推拿按揉肩井、肩胛、背部和脊柱，每个部位6次。当次调理后患者肩部疼痛立马减轻，颈椎也感觉轻松舒适，眼睛明亮，当晚睡眠质量改善，次日精神饱满，连续调理6次后痊愈。

—————— **案例 23** ——————

病例　姜某，女，40岁，初诊时间2008年6月18日。颈椎病，肩背部疼痛，拔罐后缓解，胳膊手指发麻，无力。

调理过程　诊断为臂丛神经受压引起颈椎疼痛。

功夫推拿当天疼痛缓解60%，随后连续调理，粘连逐步松解开，自愈力呈逐渐上升趋势。连续调理12次后症状完全消失，颈椎肌肉软组织未钙化部分基本完全剥离开，弹性恢复，因工作强度较大导致颈椎劳损严重，故嘱其时常自我按揉保健，以保持颈椎的最佳状态。

—————— **案例 24** ——————

病例　贾某某，女，52岁，初诊时间2009年8月12日。颈椎病，压迫椎动脉和交感神经，头疼、心慌、胸闷、恶心、呕吐。

调理过程　按颈椎和肩井的标准功夫推拿要领，以患者可耐受力度的 30% 为基础逐步增加。初次调理后诸症缓解，患者十分认同自愈力功夫推拿。此后每天调理，前几天由于压迫明显再加上剥离粘连，症状偶尔会有加重。调理 3 次后恶心呕吐症状消失，其余症状逐步减轻和消失。调理 9 次后僵硬感及眩晕呕吐等症状均消失，教授患者自愈力功法及自我保健方法，半年后随访正常。

—————— **案例 25** ——————

病例　刘某某，男，41岁，初诊时间2002年9月21日。腰椎间盘突出，腰背部和腿部均疼痛至无法工作。

| 调理过程 | 功夫推拿调理一次后止痛效果显著，自愈力明显恢复，但由于回家途中坐车颠簸，症状又略微加重。随后每天晚上上门给予腰背部的功夫推拿调理，症状逐渐减轻。9次调理后疼痛症状消失，卧床休息一个月后可正常工作，半年后随访仍正常，至今腰部疼痛未有复发。 |

案例 26

| 病例 | 宋某某，男，38岁，初诊时间2017年10月21日。睡眠质量差，向心性肥胖，饭后不适。 |

| 调理过程 | 功夫推拿腰背后，患者当即入睡，治疗当天夜间睡眠质量佳，自愈力恢复明显。颈肩腰背部推拿时以患者可耐受力度的80%操作。6次调理后患者睡眠稳定，因其不愿运动，所以嘱其每月调理3次。 |

案例 27

| 病例 | 李某某，女，初诊时间2010年6月28日。颈椎疼痛，伴随感冒、咳嗽、全身不适。 |

| 调理过程 | 俯卧位进行颈肩、腰背功夫推拿一次后颈椎疼痛减轻，感冒症状基本消失，随嘱其温水泡脚并持续加热水，直至微微出汗后休息，以提升恢复的自愈力，次日感冒痊愈，颈椎不适症状也基本消失。 |

案例 28

| 病例 | 于某某，男，42岁，初诊时间2015年9月12日。常年出差频繁，应酬饮酒多，习惯夜间看电视入睡，不喝酒、不看电视即入睡困难。 |

| 调理过程 | 颈肩腰背自愈力功夫推拿调理后，当天患者即可安然入睡。连续调理9次后，不依赖酒精及电视，晚上9点即困意浓厚，躺下即睡，一觉到天亮，早晨自然醒，半年后随访正常。 |

案例 29

| 病例 | 丁某某，男，60岁，初诊时间2007年8月22日。常年久坐导致颈肩腰腿疼痛。 |

调理过程 首次功夫推拿特别不受力,以舒缓的力度和幅度俯卧位推拿颈椎、拿肩井、掌根按揉腰背,每部位 6 次,颈椎还没有调理完就入睡。调理结束后患者自述推拿力度非常舒服,毫无疼痛感。随后连续调理,以意引气,以气导力,身体整体发力,将力量传递到拇指顶端,再传递到肌束,逐步加力,以持续、有力、均匀、柔和、渗透的力度缓缓按揉。3 次调理后患者感觉如释重负;连续调理 6 天后,自愈力明显恢复,颈肩腰背疼痛明显缓解,按揉时感觉肌肉粘连逐步松解,恢复弹性,患者自我感觉全身轻松,且睡眠时间延长,入睡快。

——— **案例 30** ———

病例 何某某,男,45岁,初诊时间2006年6月21日。工作压力大,睡眠质量差,颈肩腰腿痛明显。

调理过程 俯卧位颈肩腰背自愈力功夫推拿,首次治疗后即感觉精神饱满,睡眠质量改善,工作效率随之提升。次日调理后出现困乏和容易疲劳的状态,随嘱其休息。6 天后逐步恢复,疲劳感消失,长时间会议后也无之前的困乏状态。连续调理 9 次后感觉全身舒适,每日醒后头脑清醒,可全身心地投入工作状态而不疲惫,嘱其每个月调理 3 次以维持高强度工作下的最佳自愈力。

——— **案例 31** ———

病例 丛某,男,32岁,初诊时间2007年6月8日。肩部疼痛,失眠,肩部疼痛,伴随胳膊手指发麻、无力。

调理过程 经检查后为颈椎压迫臂丛神经及肩部肌肉拉伤。推拿一次后症状明显缓解,但肩部因受伤活动依然受限,嘱其注意保暖。连续调理 9 次后,已不影响正常工作及睡眠,教授其自愈力功法后嘱其回家练习,一个月后随访痊愈。

——— **案例 32** ———

病例 肖某,女,53岁,初诊时间2008年6月21日。颈肩腰腿痛,精神萎靡,走路十多分钟即感疲劳,上下楼梯困难。

调理过程 俯卧位功夫推拿调理，重点掌揉腰骶部。首次调理后患者即感觉明显轻松，自愈力被激发，次日感觉手臂和腿胀痛。继续调理3次后胀痛缓解，呈现渐进式恢复。连续调理半个月后感觉轻松舒适，精气神明显提升，愿意与人交流，每日下楼锻炼。

--- **案例 33** ---

病例 徐某，女，36岁，初诊时间2014年9月6日。急性腰扭伤，走路受限，检查诊断为腰肌劳损。受凉后伴轻微扭伤，导致坐骨神经痛。

调理过程 俯卧位腰背功夫推拿一次后即可正常行走，因需要上班，无法卧床休息，所以嘱咐患者每半小时起身活动，拉伸一下腰背部肌肉韧带，并注意保暖，连续推拿3次后痊愈。

--- **案例 34** ---

病例 陶某，男，51岁，初诊时间2012年6月21日。中风一年，初见右手挛缩，右嘴角流口水，需要有人搀扶方可拖腿走动，咳嗽一次十多分钟，生病后性格由开朗随和变为沉默寡言，不愿活动。

调理过程 患者坐位进行功夫推拿拿肩井，俯卧位掌根按揉颈椎和肩背腰。施术者两脚平行站立，两脚间距3～4个脚掌的长度，脚尖平行向前下蹲，接近大腿与地面平行，虚灵顶劲，含胸拔背，胯向前收，背部和腰骶部接近直线垂直地面，臀部自然状态不后翘，前臂自然平行放于患者背腰部竖脊肌上，手臂手腕手指均放松。气沉丹田，重心下沉，以意引气，以气导力，身体整体发力，以前臂靠近肘尖6～12厘米的部位按压于背腰部竖脊肌最高点，以前臂尺侧为着力点，将力量通过肩肘手臂传递到背腰部，垂直缓缓加力，按压住肌束并通过背腧穴向穴位内部渗透，以患者能承受力度的30%逐步增加到60%，按压住后保持身体持续加力的同时，整体发力传递于前臂尺侧，按压住部位，施术者重心由左侧向右侧移动的同时，前臂持续加力，沿肌束方向由背部向腰部方向推，以3厘米左右的距离为最佳，每个部位按揉6遍，整个操作20分钟左右。因患者中风，俯卧位影响呼吸，功夫推拿后又易睡，每调理单侧膀胱经至一半时嘱患者侧卧或平躺半分钟稍微休息。

重点掌根揉腰骶部，调理次日，患者咳嗽每次由接近半小时缩短为三五声，自愈力超预期恢复，患者信心大增，随即全力配合调理，坚持遵医嘱锻炼，摇肩、甩腿、高抬腿、翘脚尖、背手、拉滑轮、爬行等。坚持功夫推拿和锻炼半个月后，抬腿翘脚尖走路、独立上床、翻身等基本功能恢复，每天坚持主动朗读和书写锻炼，愿意与人交流及自主锻炼，一个月后书写基本规范，且养成固定时间、稳定运动量的锻炼习惯，吃饭、穿衣、梳头、如厕能自理。

案例 35

病例　黄某，女，50岁，初诊时间2010年10月12日。肩周炎，检查诊断为颈椎间盘突出压迫臂丛神经，伴左肩部局部粘连。

调理过程　患者平躺于推拿床上，施术者弓步站立于床侧，气沉丹田，重心下沉，以意引气，以气导力，身体整体发力，施术者右手握住患者右手将其前臂抬起，大臂平放于床上，左手以掌根为发力点，沿着肩部向前臂按揉一直按揉到肘部，以患者能承受力度的60%施术，重点按揉肩部，逐步加力至80%，以肩部调理期间同样能保持舒适放松状态为佳。

再嘱患者坐位拿肩井，施术者正对患者背部，重心下沉，气沉丹田，重心放于两脚之间，沉肩垂肘，两肩放松，双肘自然放松下沉。施术者双手拇指与其余四指分开拿住患者肩井部，拇指与其余四指均保持伸直状态，收拢虎口角度以拿住肩井为准，以整个拇指和其余四指相对挤压肌束，以60%力度为宜，拿6次。随后左肩部用双掌对应掌根按压肩部，以热度渗透为主，此后以每次10%幅度逐渐增加力度，热度和渗透度也同步增加。3次调理后，肩部疼痛减半，自愈力逐步恢复；连续调理9次后，肩部疼痛消失，活动幅度已不影响工作。嘱咐其弓步摇肩，以惯性带动肩部摇动，配合拉伸恢复，一个月后随访痊愈。

案例 36

病例　黄某，女，47岁，初诊时间42018年4月10日。肩周炎，伴手臂手指发麻，无力。

让患者仰卧位，施术者患者平躺于推拿床上，施术者弓步站立于床侧，气沉丹田，重心下沉，以意引气，以气导力，身体整体发力，右手握住患者右手将其前臂抬起，大臂平放于床上，左手先以大鱼际沿肩部周围轻揉，后以掌根为发力点沿着肩部向前臂按揉一直到肘部，以肩部感觉不到疼痛但又热度渗透为准，功夫推拿当天疼痛即缓解，次日疼痛缓解30%。随后连续调理，粘连逐步松解开，6次调理后症状完全消失，患侧主动梳头背手均自如。

案例 37

病例　李某某，女，35岁，初诊时间2010年3月18日。颈肩腰背痛，颈椎生理前凸减少，颈后伸或向病侧弯曲时上肢和手部出现放射麻木和疼痛。

调理过程　臂丛神经牵拉试验阳性，压顶试验阳性。血管试验（又称艾迪森氏试验）阳性。在相当颈椎4～6或颈椎6～7平面，颈椎棘突病侧可找到明确的压痛点，并出现放射痛。对比两侧上肢，右侧肱二头肌、三头肌萎缩，右侧手握力下降，桡骨膜反射及上肢其他肌腱反射减弱，皮肤感觉减退。检查诊断为臂丛神经和椎动脉型颈椎病。

嘱患者俯卧位，以功夫推拿的拿法在患者颈部施术，每个部位6次。首次调理患者有轻微头晕情况，结束后缓解，感觉视力明显恢复，头脑也较前清醒。连续调理9次，颈椎疼痛消失，臂丛神经牵拉试验阴性，自我感觉无明显不适。

案例 38

病例　邴某某，男，40岁，初诊时间2010年6月20日。腰骶部和一侧臀部疼痛，时向腹股沟和足跟处放射。

调理过程　患者拖地后不小心滑倒，单侧臀部着地引起骶髂关节骨节错缝，检查时骶髂关节及髂后上棘处叩击痛，腰肌紧张。"4"字试验阳性，骨盆分离试验阳性。经检查诊断为骶髂关节炎。

以腰骶部为主的功夫推拿调理，患者俯卧位，于骶髂及臀部用掌根施术15分钟，以拇指按揉命门、关元俞、肾俞、八髎、环跳、委中、昆仑等穴位，每个穴位以患者感觉酸胀为准，每次持续按揉10秒钟，每个穴位按揉

6次。调理一次后患者下床即感觉轻松，连续6次调理后临床疼痛症状缓解80%，活动基本不受限，嘱其保暖和适量运动，半个月后随访无明显不适。

—————————— **案例 39** ——————————

病例

钱某某，男，初诊时间2010年5月20日。腰疼，体型偏瘦，两侧腰部酸胀疼痛，晨起较重，活动后可减轻，弯腰旋转时加重，改变体位或休息后减轻。偶尔向臀及大腿放射，但痛不过膝。

调理过程

患者腰三横突处明显压痛，横突末端可触及纤维组织粘连点，为腰三横突综合征。此病是由于腰三横突上附着的肌肉、韧带、筋膜受到外力牵拉而致撕裂损伤，从而影响刺激到腰三横突附近的神经、血管所产生的一系列临床症状。患者无明显外伤史，长时间伏案工作，弯腰姿势不正确，导致腰背部肌肉长时间收缩，附着于第3腰椎横突部的肌肉、筋膜被长时间牵拉导致磨损甚至撕裂，出现纤维组织的慢性无菌性炎症。

以腰背部功夫推拿和拇指揉第三腰椎横突调理，双掌加力以患者能接受的60%力度施术，后逐渐增加至80%，按压住后保持身体持续加力的同时，沿垂直于竖脊肌的方向将整体发力传递于掌根。以掌根按压住部位，持续加力的同时向正前方5毫米左右前行，从背部至腰骶部以垂直肌束平面的方向加力按揉，沿竖脊肌方向每个部位按揉6次，全面按揉整个腰背部，松解腰背部的肌纤维粘连，整个操作20分钟。

结束治疗后患者感觉放松舒适，弯腰拉伸后有明显酸胀感。次日再以80%力度调理，外加点按第三腰椎横突、肾俞，掌揉腰骶部，酸胀感加重。3次治疗后，疲劳和酸胀感消失，按揉时酸痛明显，结束后疼痛立马减轻，腰痛消失，调理6次后腰背部无任何不适感。

第五篇

张氏脊椎整形复位治疗手法

技术持有人张跃建简介

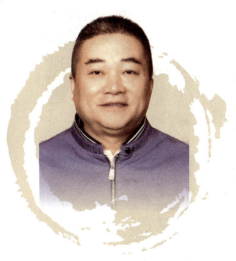

张跃建，生于1959年，江苏南通人，张氏脊椎整形复位第11代传人。

从小跟随祖辈学习脊椎病治疗技术和修炼内功，并综合学习了中医学相关理论知识。

现任南通同济门诊部主任，世界中医药学会联合会中医特色诊疗研究专业委员会理事。

一、颈椎部分的操作

（一）寰枢关节（颈椎1、颈椎2）

1. 适应证

适于治疗寰枢关节失稳（颈椎1、颈椎2）引起的血管性头痛、神经性头痛、三叉神经痛、失眠、健忘、视力模糊、视力下降、眼花、眼干、眼痛等症。

2. 治疗手法要点

受术者反坐于有靠背的椅子上，手扶椅背，情绪放松，施术者站于受术者对面。

用双手对受术者进行头部点穴。从太阳穴开始，逐步点按头维、神庭、前顶、上星、百会、后顶、风池、天容、天窗、肩井等穴位。逐一点穴到位以起到疏经通络、活血化瘀之作用，让颈部的肌肉放松，初步缓解受术者症状。

施术者站于受术者身后，左手扶受术者前额，右手对受术者进行寰枢椎旋转整形复位治疗。右手拇指向上按压牵拉头部，对错位处进行牵拉移动，使寰枢椎逐步复位，椎体左右对齐，椎间隙增大后，症状逐渐减轻直至痊愈。

要求：指间手法缓慢准确，角度适宜，力度不宜过大过猛。

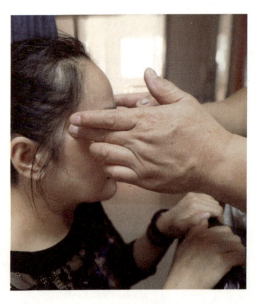
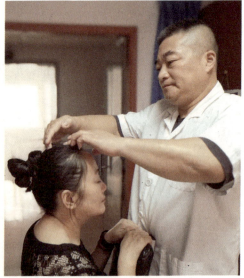

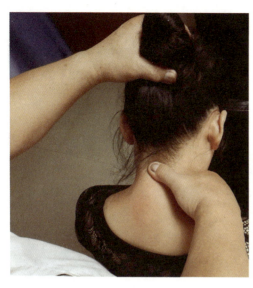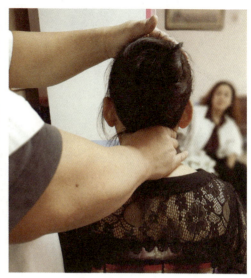

（二）颈椎3、颈椎4

1. 适应证

适于治疗颈椎3或4变形引起的鼻炎、咽部异物感、吞咽障碍、健忘、目胀、目痛、畏光、类冠心病、耳聋、耳鸣、慢性腹泻等疾病。

2. 治疗手法要点

受术者反坐于有靠背的椅子上，手扶椅背，精神放松。

施术者站于受术者身后，左手扶受术者前额，右手触诊判断受术者的颈椎变形位置。确诊颈椎3、颈椎4变形后，再进行整形复位治疗。

施术者站在受术者身后，两脚成前后小马步，左手固定受术者头部，右手拇指和食指将受术者颈部两侧肌肉从上至下进行放松，为后续整形复位治疗做准备。

施术者用右手拇指对颈椎3、颈椎4施行复位术。颈椎3、颈椎4所处的位置是颈椎的中上部，要使其恢复至正常序列，需要考虑正常生理曲度，在正对寰枢椎和颈椎5的同时，需考虑正常35～45度的曲度值，用右手逐个向前移动复位。治疗中有时会碰到椎关节组织粘连的情况，顺带运用手法把粘连病理组织尽量松解，以最大程度达到和其他关节同样的弹性及稳定性。

要求：施术者手法要娴熟，用力要得当，耐力要持续，位置要准确，心手一致精准到位。

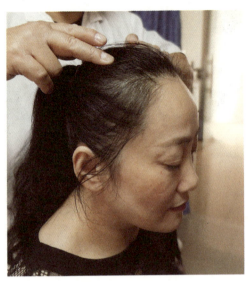 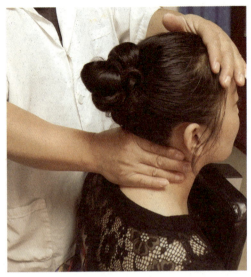

（三）颈椎5

1. 适应证

颈椎5是颈椎最容易变形的部位，颈椎侧面看似C形，上弯曲度小，下弯曲度大。但是颈椎5在外力作用下，容易向后变形，形成反弓(视病程长短和轻重而定)，椎间盘突出后，从而压迫神经根、脊髓、硬膜囊等。

适于治疗颈椎5变形引起的支气管哮喘、斜颈、心律失常、类冠心病、血压异常、呃逆、自主神经紊乱、脑梗死等疾病。

2. 治疗手法要点

受术者反坐于有靠背的椅子上，手扶椅背，情绪放松，施术者站于受术者背面。

复位治疗必须利用颈椎4带动颈椎5复位，向上向前推移颈椎4/5椎间盘处，可以带动变形处向前方整体移动，把下方反弓椎体尽量恢复到正常生理曲度，使其间隙增大，序列较前整齐，压迫逐渐解除后症状方能消失。

在治疗过程中亦会碰到关节钙化及前纵韧带、黄韧带太紧，或受术者长期处于高度焦虑紧张烦躁的负面情绪下导致的肌肉僵硬，通过整形复位治疗后也会逐渐恢复正常。

要求：指间手法缓慢准确，角度适宜，力度不宜过大过猛。

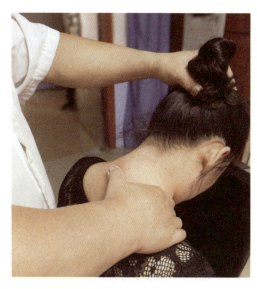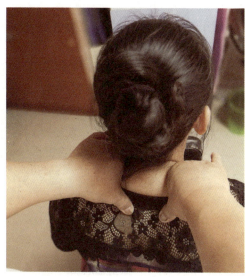

（四）颈椎6

1. 适应证

颈椎6是颈椎最易变形的椎体之一，受外力或不良姿势影响，容易向后变形、向上隆起凸出皮肤表面，这也是颈椎6压迫最严重的一个表现，其受压后病理状态较多，受术者易感觉精神疲惫、烦躁、精力不易集中等。

适于治疗颈椎6变形引起的肩颈疼痛、上肢酸麻胀痛、上肢肌肉萎缩、胸闷胸痛、抑郁症、失眠、精神失常等症。

2. 治疗手法要点

受术者反坐于有靠背的椅子上，手扶椅背，情绪放松，施术者站于受术者背面。

颈椎6的复位比上述几个困难，技术要求也高。在对颈椎6整形复位前，先对上面几节颈椎进行理顺性的复位调整，然后从颈椎5开始向前进行推移性复位，再从颈椎6椎体上缘用手向下向前推移式复位。整个过程进展要慢，若遇到关节钙化、肌肉僵硬、关节联连、前纵韧带弹性降低等诸多因素，则需要逐个解决。最后对颈椎整体排列进行全面疏理，使排列顺序和曲度接近于正常即可。

要求：操作人员在整形复位时，要用心精细，手感到位，一丝不苟地进行。

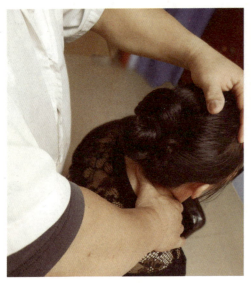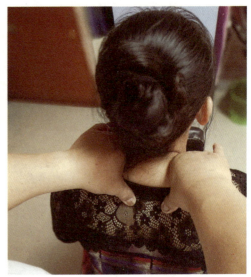

（五）颈椎7

1. 适应证

颈椎7是颈椎最后一节，与胸椎相连接，也是颈部的根基。头部重量需要它承担，头部活动靠它牵拉。颈椎7一般易受上端颈椎牵连压迫，向后位移，有时也会牵连胸椎。

适于治疗颈椎7变形引起的颈椎错位、滑脱、突出而导致眩晕、震颤、肩臂疼痛、手麻等症。

2. 治疗手法要点

受术者反坐于有靠背的椅子上，手扶椅背，情绪放松，施术者站于受术者对面。

颈椎7的整形复位和颈椎6大体相似，注意牵引力不要累及胸椎。当上方颈椎复位后，要复位颈椎6、颈椎7时就要注意手部力度，不要影响胸椎。颈椎7复位时要使用巧力在局部进行。

要求：操作人员技术精准，不可影响胸椎稳定性。

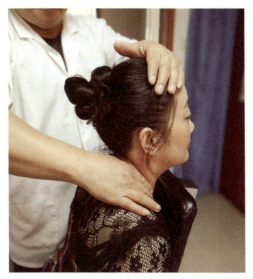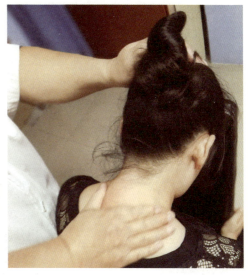

二、胸椎部分的操作

（一）胸椎1～8

胸椎1～8基本都不易变形，如果有变形也是轻微或局部的，即便是严重的变形也比较容易解决。常见表现以驼背居多，对内脏影响较小。所以胸椎1～8不需要特别逐一进行解释。

（二）胸椎9～12

1. 适应证

胸椎9～12属下胸椎，是较容易变形部分，由于长期受外力的作用或不正确的坐姿等原因，这一段椎体易向后变形，压迫所在区域内的神经根、硬膜囊、黄韧带等，受其影响的肋间神经、脏腑等会表现出一些不适的症状。

适于治疗胸椎9～12变形引发的肠易激综合征、消化性溃疡、排尿异常、脊椎侧弯等疾病。

2. 治疗手法要点

受术者俯卧在特定治疗床上，情绪放松，施术者站于受术者一侧。

　　在整形复位治疗前先检查一下整个脊椎的高、低位椎体，再进行操作。

　　胸椎部分的最高点应在肩胛区左右，往下延伸逐渐低凹与腰椎相连接，最低点则在腰部。根据此原理，对这一段变形部位进行复位。变形部位按此顺序从上至下，往前移动至腰部凹陷下为止，使生理弯曲得以恢复，上下线条流畅，下胸椎部分向前弯曲为基准。

　　要求：胸椎与腰椎之间治疗连接要流畅，手法一体化。

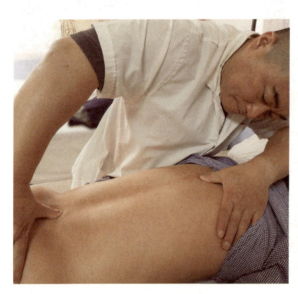 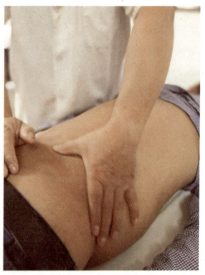

三、腰椎部分的操作

（一）腰椎1～3

1. 适应证

　　腰椎1～3为腰椎的上半部，与胸椎11、胸椎12相连，有承上启下的作用，为承担上半身压力，平衡身体起到了重要的支撑作用。它们的变形也是受上部胸椎序列变形的影响而被牵连。

　　若人体的下胸椎及上腰椎同时变形就会导致腰部生理曲度改变，向后反弓，进而直接影响生理结构，减重能力削弱，腰部的缓冲作用也就受到破坏，上身的重量压迫下移至骶椎，骶椎难以承受上身压力易导致腰椎间盘突出。

适于治疗腰椎1、腰椎2、腰椎3序列变形引起的肠易激综合征、急性腹痛、腰痛、椎体侧弯、排尿异常等疾病。

2. 治疗手法要点

受术者俯卧在特定治疗床上，情绪放松，施术者站于受术者一侧。复位过程受术者体位配合施术者手法，可手扶支撑物，竖直站立。

治疗腰椎变形首先要从理顺胸椎变形开始，从上而下逐一复位，复位至腰椎3，这里是腰椎生理曲度向前最低点。胸椎高度与腰椎低度成正比，比例协调才能承受最大重量，人体平衡才处于最佳状态。

要求：胸椎与腰椎之间治疗连接要流畅，手法一体化。

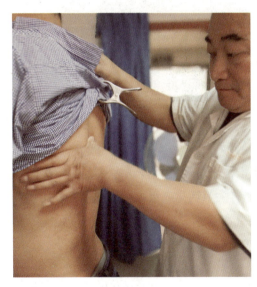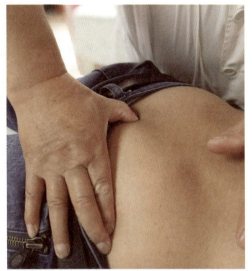

（二）腰椎4～骶椎1

1. 适应证

腰椎4～骶椎1是脊柱椎体的最下端。其突出的病因是下胸椎及上腰椎缓冲受破坏后承受上身的压力，压力在骶部，腰椎5～骶椎1无法承重，逐渐向后突出。骶椎出现病变，然后是腰椎5、腰椎4逐渐往上延伸，慢慢向后反弓变形，由膨出到突出，或者出现错位、滑脱等逐渐加重，是一个慢长发病过程，慢者几十年，快者几年，从轻到重。

适于治疗腰椎4～骶椎1变形引起的坐骨神经痛、大小便障碍、下腹部胀痛、月经失调、闭经、女性不孕症、男性不育症和性功能障碍；腰椎间盘突出、变形、错位、滑脱；肌肉萎缩、足痛、静脉曲张、下肢瘫痪、股骨头坏死、强直性脊柱炎等疾病。

2. 治疗手法要点

受术者俯卧在特定治疗床上，情绪放松，施术者站于受术者一侧。

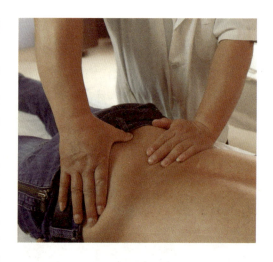

治疗可分两步，如果直接复位治疗腰椎4、腰椎5、骶椎1，短时间内仍会复发，因为根本问题没有得到解决，治病寻根要从下胸椎和上腰椎开始治疗。

从胸椎变形的地方开始，复位依次往下，直到腰椎骶部，根据受术者的生理结构逐一复位到适当的位置。椎体上面的根本问题得到解决，下面复位治疗随之进行。复位要从骶部开始，骶椎突出肉眼可见比腰部高，从此下手整复治疗，恰到好处。

左手扶着受术者的背部，右手对准骶椎往下按压，重按压多次，骶部逐渐回位，继续施压直到复位。在治疗过程中可能有关节钙化或组织粘连现象，要用弹性复位方法进行治疗。

要求：整形复位要尽量使其恢复到椎体的生理位置及脊柱生理曲度。

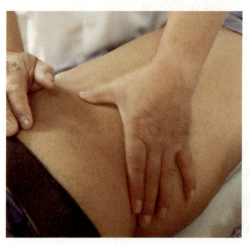
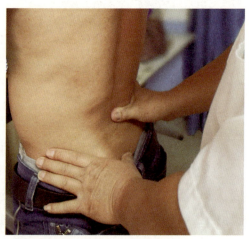

四、需要说明的四个问题

（一）脊柱病调理适应证

☑ 颈椎病、腰椎病、颈背腰痛、慢性肩背腰部肌肉劳损。

☑ 脊柱相关神经系统疾病，如眩晕、震颤、头痛、失眠、面神经麻痹、三叉神经痛、血管神经性水肿、精神分裂症、老年性痴呆、排汗异常、肩臂疼痛综合征等。

☑ 脊柱相关耳鼻喉科疾病，如鼻炎、颞下颌关节紊乱、耳鸣耳聋、咽部异物感和吞咽障碍等。

☑ 脊柱相关妇科疾病，如月经失调和闭经、女性不孕症、乳腺疾病等。

☑ 脊柱相关内分泌疾病，如糖尿病等。

☑ 脊柱相关消化系统疾病，如呃逆、肠易激综合征、慢性腹泻、急性腹痛、消化性溃疡等。

☑ 脊柱相关呼吸系统疾病，如支气管哮喘等。

☑ 脊柱相关运动系统疾病，如肩周炎、肱骨外上、内上髁炎、肘关节骨关节病、屈指肌腱腱鞘炎、胸闷胸痛、膝关节痛、足痛等。

☑ 脊柱相关循环系统疾病，如血压异常、心律失常、类冠心病等。

☑ 脊柱相关泌尿生殖系统疾病，如排尿异常、男性不育症和性功能障碍等。

☑ 脊柱相关眼部病症，如视力模糊、视力下降、眼花、眼干、眼痛、复视、畏光流泪、眼睑跳动、眼睑下垂、眼胀、斜视、瞳孔不等大、眼球震颤、视野缩小等。

（二）禁忌证

☒ 骨质钙化或骨质疏松患者

☒ 局部皮肤破损者

☒ 急性传染病患者

☒ 精神病患者，较重的焦虑、紧张、抑郁症患者

☒ 醉酒者

☒ 血管瘤、结石及恶性肿瘤患者

☒ 脊髓空洞症患者

☒ 骨结核患者

（三）注意事项

① 调理前向受术者详细介绍操作流程，以取得受术者的配合。

② 调理时根据受术者的病情和体质，选用合适的力度和手法，做到专心致志，手眼并用，尽量使受术者在调理过程中既舒适又能达到调理效果。

③ 调理过程中，受术者不允许接听电话，配合施术者的调理以提高疗效。

④ 调理以饭后一小时为宜，空腹不宜调理。

⑤ 调理当天不宜剧烈运动，躺、起、坐、卧需按照施术者的要求来操作。

⑥ 调理结束后或第二天，个别受术者会出现局部酸胀或乏力现象，休息几天会自行缓解。

⑦ 调理以隔日为宜，若体质较弱也可间隔2～3日，每3次为一个疗程，若病情较重者则需进行下一个疗程，需间隔2～3日。

⑧ 调理结束后，交代受术者注意事项及禁忌动作等。

⑨ 注意避风寒，恢复期肩颈部可以佩戴围巾、披肩等衣物。

（四）关于脊柱调理的说明

颈椎、胸椎、腰椎、骶椎的调理不可局限于局部治疗，四部分为一个整体，根据各个部位的生理特征，调理时需上下照应，必要时可与累及椎体组合调理。

张氏疗法经世代相传，受传者均有一定的医学功底，并掌握医学基础理论知识，包括人体解剖学、生理病理学、工程学、力学等，此疗法在长期实践中得到完善和发展，全面地运用到人体颈、胸、腰、骶椎疾病治疗之中。

需提醒同行同仁的是，未经正规培训并考试合格者，切不可随意出手尝试，只要一处、一点上稍有疏忽，极易造成严重的医疗事故。手法不熟悉，不了如指掌亦不可拿受术者作试。

　　颈椎周围神经血管非常丰富，属高危部位，在治疗过程中，一定要全神贯注，一丝不苟，达到"心到、眼到、手到、力到"的四到境界。影响颈椎疾病发病的原因是多方面的。不但受不良姿态及生活习惯影响，还与精神因素关系密切。大多数人都有不同程度的颈椎病，颈椎病治疗初期也会出现症状反复，调整心态是必不可少的部分。部分患者胸腰椎变形时间久，导致关节钙化，周围组织粘连，韧带弹性差，特别是前纵韧带变紧、变短。可耐心反复治疗，直至粘连组织松动。在治疗过程中碰到难度较大的病例，不要急于求成。

实践案例

案例 1

病例

顾某，男，46岁，初诊日期2014年9月15日。胸椎9～12以及腰椎1～2向后变形，腰椎4～骶椎1突出，属于生理曲度变直伴腰椎间盘突出。脊椎管狭窄，压迫神经，引起下肢麻木、疼痛，站立困难。

调理过程

患者曾于医院尝试除手术以外的各种疗法，效果不佳。经触诊检查，患者胸椎、腰椎、骶椎生理曲度消失，缓冲被破坏，多处神经根受压，不能自行行走。经手法调理后，恢复胸椎、腰椎之间正常的生理曲度，椎间隙增大，压迫随之消除，症状随之缓解。

案例 2

病例

陈某，女，52岁，初诊日期2012年6月27日。患者车祸受伤，经医院检查诊断为腰椎4～骶椎1向后变形突出，生理曲度异常，间隙狭窄，压迫神经根，引起下肢肌肉疼痛，脚底麻木、疼痛，行走不便，需他人搀扶。

调理过程

患者体态偏胖，关节间隙较小，致使压迫比常人更严重。治疗前期下肢疼痛稍有好转，之后几天下肢疼痛不减反重，经过检查发现腰椎3-腰椎5处皮下水肿，水肿后关节间隙更小，压迫更严重。部分人皮肤表面受力时容易皮下水肿，对这类患者应注意缩短单次治疗时间，力度要轻，不宜每天治疗，可延长疗程，不宜操之过急，否则会适得其反。

案例 3

病例

黄某某，男，70岁。患者头晕、眼睑浮肿、呕吐、胸闷、气短，下肢无力。CT示颈椎3～4生理曲度变直，间隙极小，颈椎4～7向后变形突出。经查，颈椎关节增生严重，弹性变差，颈椎小关节紊乱，颈椎血液循环变差，神经根受压，脊髓也有一定程度受到影响。

患者曾尝试针灸、推拿、拔罐等综合治疗，病情稍有好转，但易反复。治疗主要分为三步：一是复位紊乱的关节；二是让僵直的颈椎恢复曲度，骨正则筋柔；三是让关节间隙增大，解除压迫。经一个疗程治疗，患者头晕、胸闷、气短、眼睑浮肿等症状已逐渐减轻，睡眠质量改善。2～3个疗程治疗后颈椎序列稳定，达到最佳效果，症状彻底消除。

案例 4

黄某某，女，59岁，初诊日期2012年8月13日。患者腰椎间盘突出引起胸椎变形，背部微驼。腰椎4～骶椎1椎间盘突出伴骶椎疼痛，间隙狭窄，腰椎生理曲度变直，引起坐骨神经痛伴脚趾麻木等症状。

首次治疗十五分钟后，患者下床即觉疼痛减轻，下肢轻松。随后继续治疗数日，通过整体脊椎序列的调整，胸椎驼背处平缓，腰椎曲度逐渐恢复，腰骶椎疼痛改善，脊柱生理曲度恢复，压迫消除，症状消失，生活及工作恢复正常。

案例 5

孙某某，女，47岁，初诊日期2011年6月17日。胸椎7～12，腰椎1～2向后变形，造成脊椎间隙狭窄，两侧肌肉酸胀疼痛，腰部酸痛，骶部胀痛，双腿肌肉萎缩伴疼痛。

首先从胸椎弧形最高点逐渐用外力使之向下慢慢移动，待胸椎的高点和腰椎低点匀称匹配后再对腰骶部进行复位，经过数天的反复调整，症状逐渐消失，胸椎、腰椎恢复至生理曲度。

案例 6

周某某，女，46岁，初诊日期2011年7月16日。胸椎10～12向后隆起，腰椎间盘变形突出，手术后3个月仍觉腰疼，小腿麻木疼痛，未加钢板固定。

治疗从胸椎开始，平复隆起部分，随后增大腰椎曲度，恢复缓冲，解除压迫。

—————————————— 案例 7 ——————————————

病例

蔡某某，男，65岁，初诊日期2011年6月23日。患者胸椎向后变形至腰椎，胸椎8～12、腰椎1～2生理曲度变形僵直，腰部酸胀疼痛，伴有坐骨神经痛，关节软组织粘连、关节钙化。

调理过程

治疗过程分四步：首先松解关节粘连及钙化，然后调整变形椎体，第三步复位序列不稳椎间盘，最后全面调理不规则椎体。患者关节粘连钙化，经反复动作松动后，关节软组织逐渐拉松，关节间隙增大，曲度改善，腰椎的缓冲得以恢复。

—————————————— 案例 8 ——————————————

病例

王某，女，55岁，初诊日期2012年10月5日。胸椎10～腰椎2向后变形拱起，腰椎4～5向后变形突出，右侧坐骨神经疼痛，腹股沟至膝关节麻木，疼痛难忍。

调理过程

治疗过程分为五步：先从下胸椎反弓部位开始向前推移逐渐复位，然后在腰椎部位配合胸椎向前下方向复位，牵制胸椎部位向前移动复位，对腰骶部突出部位施复位手法，最后对脊椎整体调理，进一步复位。经过五个方面的调整治疗，脊柱生理曲度恢复，突出部分压迫解除，症状消失。

—————————————— 案例 9 ——————————————

病例

吴某，女，48岁，初诊日期2012年10月31日。患者腰肌疼痛，双下肢外侧疼痛，腹股沟至膝关节疼痛。胸椎10～腰椎2向后变形隆起，腰椎4～骶椎1生理曲度变形，椎间盘突出，由于胸椎至腰椎拱起造成间隙狭窄。

调理过程

经数日治疗，胸椎、腰椎、骶部变形及突出恢复到健康生理位置，压迫解除。症状消失，脊椎恢复正常，受力稳定。

─── **案例 10** ───

病例

梅某某，男，59岁，初诊日期2008年9月10日。患者曾因腰椎间盘突出进行手术，3年后复发。现双下肢疼痛难忍。

调理过程

经诊断为腰椎间盘突出伴生理曲度变直，关节间隙狭窄。首先需要恢复的是胸椎和腰椎的生理曲度，把腰椎向前移动复位，使腰椎逐渐向前弯曲，待胸椎、腰椎曲度接近正常后，再着手对突出部位进行复位调整，最后对整个脊椎排列进行全面整理。以恢复正常脊柱生理曲度为标准。

─── **案例 11** ───

病例

朱某某，女，27岁，初诊日期2011年8月9日。患者腰部疼痛及左侧坐骨神经痛，腰部僵直，左下肢外侧疼痛。胸椎11～腰椎2向后变直，腰椎4～骶椎1椎间盘突出，生理曲度消失，缓冲消失，间隙狭窄，压迫神经根。

调理过程

这类疾病多见于长期保持同一姿势，从胸椎变形部位开始治疗，然后从腰椎进行复位及恢复生理曲度，使腰椎曲度增大，再复位椎间盘突出部位，最后整体调整，恢复脊柱生理曲度即可。

─── **案例 12** ───

病例

陈某，男，47岁。患者腰疼，行走困难。CT检查示腰椎间盘突出伴椎管狭窄、骨质增生、神经水肿。曾于医院尝试保守治疗，效果不明显。

调理过程

经检查诊断为下胸椎生理曲度异常，腰椎弹性变差。对其胸椎及腰椎进行了整形复位治疗，初步复位治疗后疼痛略显减轻，下床后动作较为自如，亦能自主行走。继续对其进行针对性治疗，数日后，脊椎整体关节生理曲度排列整齐、关节间隙增大，生理曲线恢复到正常，工作生活恢复正常。

— 案例 13 —

病例

杭某某，女，30岁，初诊日期2012年12月3日。因哺乳时姿势不当引起腰椎间盘突出，坐骨神经痛，下肢疼痛，脚底麻木。胸椎11~12向后变形，腰椎4~骶椎1椎间盘突出。

调理过程

因患者较胖，关节内软组织丰富，关节间隙较小，压迫比常人严重，故治疗周期也相对较长。治疗过程注意以下两点，一是手法要轻，单次治疗时间要短，该体形容易水肿，故力度应得当。二是患者韧带松弛，稳定性差，治疗过程不宜把关节及韧带过度拉伸，以免影响关节的稳定性。在治疗中要注意胸椎与腰椎间的落差相对均匀，保持稳定。

— 案例 14 —

病例

田某某，女，77岁，初诊日期2013年1月19日。患者坐骨神经痛，大腿至小腿疼痛，脚底胀痛。

调理过程

经检查为胸椎9~12向后变形，腰椎4~骶椎1突出量大，椎管狭窄，压迫神经根。因患者年龄较大，皮肤及韧带较为松弛。治疗老年患者时手法要注意缓慢、轻柔、力度适中，避免水肿及因老年性骨质疏松而导致的骨折。单次治疗时间短，治疗周期长，保证其治疗过程安全、平稳、有效。

— 案例 15 —

病例

陈某某，女，76岁，初诊日期2011年6月23日。患者腰疼，下肢疼痛连及脚趾。CT诊断为腰椎4~骶椎1椎间盘突出，腰椎生理曲度变直，椎管狭窄，关节软组织粘连，椎体钙化，并压迫神经根。

调理过程

因患者年龄较大，病史较长，故在治疗过程中，应注意避免因手法过重而引起的骨折或皮肤水肿等意外，治疗过程中手法要缓慢、稳重、用力适度。首先对椎关节进行向前复位，直至放松为止。再进行腰椎部位向前的曲度治疗，以增大关节间隙为目的。待胸椎与腰椎接近正常生理曲度后，再对腰骶椎疼痛部位进行复位治疗，最后对整个脊椎进行调理，使其恢复正常的生理曲度。

—— 案例 16 ——

病例

罗某某，女，65岁，初诊日期2014年3月25日。患者下肢疼痛，经检查诊断为胸椎10~12向后变形，腰椎4~骶椎1变形突出，关节间隙狭窄，椎体部韧带松弛，弹性变差，导致椎体小关节紊乱而压迫神经根。

调理过程

该患者先天驼背，故对其生理弯曲度复位不宜至正常水平，关节及韧带不宜过度拉伸，胸椎腰椎的落差不宜过大，以避免患者在受力时，脊椎失去稳定性。

—— 案例 17 ——

病例

陈某某，男，34岁，初诊日期2015年4月13日。左下肢胀痛，行走不便。平素久坐引起下胸椎及腰椎向后变形，胸椎8~12变形，腰椎1~2、腰椎4~5椎间盘突出。

调理过程

患者体型偏胖，软组织丰富，椎间隙狭窄，故每次治疗时间不宜过长，用力不宜过猛，避免过度治疗引起的水肿。治疗周期可以延长，通过平缓稳定的治疗使其间隙增大，压迫解除，直至症状消失。

—— 案例 18 ——

病例

季某某，女，71岁，初诊日期2015年7月30日。患者大腿内外侧疼痛，小腿至脚趾时痛，严重时需卧床，行走不便，生活不能自理。其生理曲度变形严重，胸椎下部至腰椎向后反弓，关节间隙消失，严重压迫神经根，并伴有严重的腰肌劳损。

调理过程

因患者年长体瘦，韧带弹性差。治疗手法宜缓和，持久，才能有效恢复脊椎原有曲度，增大间隙，减少压迫，直至症状消失。

—— 案例 19 ——

丛某某，男，46岁，初诊日期2011年11月21日。患者长期受风寒潮湿影响，患强直性脊椎炎。

调理过程　治疗效果取决于患者脊柱钙化程度，治疗从腰骶部开始，与腰椎间盘突出相反。在骶部向前施力，通过手法恢复其生理曲度，着力点在顺应生理曲度的同时慢慢往上复位，以此恢复腰椎曲度，椎间隙也随之增大，待从腰椎延伸到胸椎时，方可对上、下椎体进行全面调整。

案例 20

病例　王某某，女，55岁，初诊日期2009年6月3日。患者失眠，气短，头晕脑涨，背部疼痛，心烦气躁。经查颈椎4～5，颈椎6～7向后变形伴椎间盘突出，由C形变为S形，压迫椎动脉影响头部血供。

调理过程　曾保守治疗效果不显，通过沟通得知其失眠导致轻度抑郁。治疗时首先对其进行头部点穴，以疏通经络，促进血液循环，并放松颈部僵硬肌肉。然后对患者变形的颈椎进行复位治疗，治疗3天后患者睡眠好转，6天后睡眠恢复正常，几天治疗后，椎间隙增加，压迫解除，症状随之消失。

案例 21

病例　李某某，女，30岁，初诊日期2011年2月13日。患者失眠，鼻塞，头昏，眼胀，手麻。经查其颈椎4～5、颈椎6～7向后变形突出，生理曲度消失，关节间隙小，脑供血不足。

调理过程　治疗时通过头部点穴疏通经络，随即放松颈部肌肉，颈椎复位增大曲度，颈椎一般以颈椎3~4为前端曲度顶点，其他椎体按顺序依次向后排列形成正常的生理曲度。经过数日治疗，关节间隙增大，压迫消除，睡眠好转，精神恢复，症状消失。

案例 22

病例　沈某，女，63岁，初诊日期2011年6月8日。患者头晕、眼胀、耳鸣、胸闷、不能进食，面色憔悴，手指麻木。CT示颈椎3～7生理曲度变直，颈椎4～7向后变形伴椎间盘突出。

调理过程　该患者的治疗主要以恢复其生理弯曲度为主，前期以头部点穴、疏通经络、改善脑供血为主。后期对颈椎进行整形复位治疗，恢复其生理曲度，解除神经压迫，使关节间隙增大，进而消除症状。

案例 23

病例　周某某，女，55岁，初诊日期2011年5月4日。患者头晕耳鸣，眼胀，鼻塞，胸闷。CT示颈椎4～7向后变形突出。

调理过程　治疗前期以头部点穴，疏通经络，促进循环，放松其颈部僵硬肌肉为主。后期以恢复生理曲度为主，经过多次手法综合治疗，患者症状逐步减轻直至痊愈。

案例 24

病例　王某，女，64岁，初诊日期2012年8月10日。患者睡眠多梦，视力下降，记忆力减退，右肩部肌肉酸痛，手指胀痛。CT示颈椎4～7向后变形伴椎间盘突出，引起脑供血不足，患病多年，椎体出现钙化。

调理过程　首先进行头部点穴，放松颈部肌肉。再手法调整恢复颈椎生理曲度，通过数天的治疗，使颈椎恢复正常曲度，压迫消除，症状消失。

案例 25

病例　陈某某，女，43岁，初诊日期2012年4月10日。患者手臂上举受限，伴头疼，耳鸣，背部疼痛，心跳加速等症状。CT检查示颈椎5～7向后变形伴椎间盘突出，椎管因突出相对狭窄，致其压迫神经，导致左肩至手臂麻木疼痛。

调理过程　首先进行头部点穴以疏通经络，放松颈部肌肉，然后对颈椎进行整体复位调理，增加颈椎生理曲度，增大间隙，解除压迫，直至症状消失。

案例 26

病例　陈某某，男，62岁，初诊日期2012年9月17日。患者头晕，耳鸣，眼胀，咽痛，胸闷，气短，血压升高。CT示颈椎4～7僵直，生理曲度消失，间隙全无，严重压迫神经根。

调理过程 前期进行头部点穴以疏通经络，后期对颈椎进行复位，增大椎间隙，解除压迫，至症状消失。

─── **案例 27** ───

病例 陈某某，女，46岁，初诊日期2012年10月17日。患者自述头顶疼痛，眼眶疼痛，风池部位胀痛，胸闷，肩胛骨两侧疼痛，左手麻木，睡眠不实。经检查，患者颈椎4～7向后变形伴椎间盘突出，部分椎体出现小关节紊乱。

调理过程 通过头部点穴，疏通经络，放松颈部肌肉，再对错位颈椎进行复位治疗，增大椎间隙，消除压迫，至症状消失。

─── **案例 28** ───

病例 徐某某，男，45岁，初诊日期2014年3月3日。患者自述颈根部疼痛难忍，肩胛骨两侧疼痛，头晕，眼干，耳鸣，记忆力衰退，睡眠不实。经检查颈椎3～5生理曲度变直，颈椎5～7向后变形伴椎间盘突出，脑萎缩。

调理过程 通过头部点穴疏通经络，放松颈椎两侧僵硬肌肉，再以手法全面调理错位颈椎，解除压迫，至症状消失。

─── **案例 29** ───

病例 朱某，女，42岁，初诊日期2014年3月19日。患者头疼，眼睑瞤动，心跳过速，气短。CT示颈椎5～7向后变形伴椎间盘突出并压迫神经根，生理曲度变直，影响颈部基底动脉血供。

调理过程 首先进行头部点穴以疏通经络，放松颈部僵硬肌肉，进而恢复颈椎生理曲度，复位错位的小关节。

─── **案例 30** ───

病例 滕某某，男，52岁。患者被诊为强直性脊柱炎多年，经查患者胸椎7开始向腹侧变形至腰椎2，从侧面观察，前倾明显。

调理过程 治疗过程整体分为三步。首先选择较为松动的骶椎作为治疗的突破点，集中力量于指尖向前推动，待有松动再用手指推动椎体前移，同时使上下椎体逐渐形成一个略显凹陷的点，迫使增加生理曲度，曲度出现后再逐渐向上移动。以此类推，这样周而复始的手法操作，使胸椎曲度逐渐恢复，直到接近于正常，增大间隙使压迫消除。

案例 31

病例 季某某，女，71岁。患者坐骨神经及下肢疼痛难忍，日不能行，夜不能寐。CT示胸椎与腰椎生理曲度完全消失。胸椎8～腰椎2向背侧变形伴腰椎间盘突出；腰椎4～5向后变形伴椎间盘突出，小关节紊乱，椎体间隙变小。胸椎到腰椎向背侧凸起，神经根受压。

调理过程 通过手法治疗，椎关节软组织开始放松变软，而后经几十天的手法治疗，整个变形的脊柱向腹侧弯曲，使生理曲度逐渐恢复至正常。

附 录

民间中医药是中医继承和创新的源头

中国中医药报　2015年10月23日

作者：刘剑锋

中国中医科学院首席研究员屠呦呦获得2015年度诺贝尔生物学或医学奖，这是中医药送给世界人民的礼物，是中国传统医药获得世界认可的重要标志，也是民间中医药发展的重要推动力。

民间中医药启迪诺奖创新

屠呦呦研究员的研究成果在遇到困难的时候，受东晋葛洪《肘后备急方》里的"又方青蒿一握以水二升渍绞取汁尽服之"17个字启发，其中记述的"绞汁"方法不同于传统中药"水煎"的方法，她由此领悟到"水煎"之法可能会因为高温破坏青蒿中的有效成分。据此，她"改用低沸点溶剂，果然药效明显提高"。经过反复试验，最终分离获得的第191号青蒿提取物样品，显示出对疟原虫100%抑制率的令人惊喜的结果，经过后续的系列研究，最终让全球每年几百万人受益。

我们来看下《肘后备急方》及其作者的情况：葛洪（公元284—364年）为东晋道教学者、著名炼丹家、医药学家。字稚川，自号抱朴子，汉族，晋丹阳郡句容（今江苏句容县）人。三国方士葛玄之侄孙，世称小仙翁。他曾受封为关内侯，后隐居罗浮山炼丹。著有《肘后方》《抱朴子》等。

葛洪本身是道士出身，精晓医学和药物学，主张道士兼修医术。"古之初为道者，莫不兼修医术，以救近祸焉"，认为修道者如不兼习医术，一旦"病痛及己"，便"无以攻疗"，不仅不能长生成仙，甚至连自己的性命也难保住。

《肘后备急方》8卷，70篇，书名的意思是可以常常备在肘后（带在身边）的应急书，是应当随身常备的实用书籍，是从原著《玉函方》（共100卷）中，摘录出其中8卷，供急救医疗，主要由实用有效的单验方及简要手法、灸法等汇编而成。

《肘后备急方》中收载了多种疾病，其中有很多是珍贵的医学资料。这部书上描写的天花症状，以及其中对于天花的危险性、传染性的描述，都是世界上最早的记载，而且描述得十分精确。书中还提到了结核病的主要症状，并提出了结核病"死后复传及旁人"的特性，还涉及了肠结核、骨关节结核等多种疾病，可以说其论述的完备性并不亚于现代医学。书中还记载了被疯狗咬过后用疯狗的脑子涂在伤口上治疗的方法，该方法比狂犬疫苗的使用更快捷，而且有效，从道理上讲，也是惊人的相似。另外，对于流行病、传染病，书中更是提出了"疠气"的概念，认为这绝不是所谓的鬼神作祟，这种科学的认识方法在当今来讲，也是十分有见地的。书中对于恙虫病、疥虫病之类的寄生虫病的描述，也是世界医学史上出现时间最早，叙述最准确的。

葛洪及其著作从现在来看，都属民间中医药范畴。民间中医药是指中医药"非官方"的部分，一切非官方的中医药相关人员，非官方设立的中医药机构（包括医疗、科研、临床、产业、文化等中医药机构），没有被官方承认、推广、使用的中医药技术，均属民间中医药范畴。以师承、家传、自学或久病成医等中医传统模式学习中医，能够运用中医传统技术服务于人类健康的公民，称为民间中医。从身份来看，葛洪是一个道士，研究医药主要目的了为了修道，自然属民间中医的范畴。其《肘后备急方》所载内容，不是以官方推荐使用的《伤寒论》的经方为内容，而是以单方验方为主，技术内容也是民间中医药范畴。

由此个例来看，民间中医药是诺贝尔奖创新的源头。

民间中医药是中医发展土壤

国际上另一个公认度较高的砒霜的提取物三氧化二砷治疗急性粒细胞性白血病也是来自于民间的实践，被认为是奠基人的张亭栋教授于2015年9月获得了"求是杰出科学家奖"。

其经过是这样，最早在20世纪60—70年代开展"巡回医疗"工作中，哈尔滨医科大学第一附属医院的药师韩太云从姓刘的民间中医得知用砒霜、轻粉（氯化亚汞）和蟾酥等治疗淋巴结核和癌症的民间验方。1971年3月，韩太云将它们改制成水针剂，称"713"或"癌灵"注射液，通过肌内注射，对某些肿瘤病例见效，曾在当地风行一时，但因毒性太大而放弃。

哈尔滨医科大学附属第一医院中医科的张亭栋与韩太云合作继续此项研究工作。1972年后，张亭栋等人一方面主要集中做白血病，而不是无选择地应用于很多疾病，另一方面他们分别检测"癌灵"的组分，发现只要有砒霜就有效，而轻粉带来肾脏毒性、蟾酥带来升高血压的副作用，后两者无治疗作用。

不仅是国际上公认度较高的两个成果来自民间中医，现代中医被公认的成果也大多来自于民间中医药，如云南白药、三九胃泰、季德胜蛇药、小夹板固定治疗骨折、手法腰椎间盘复位、黄氏医圈、气色形态手诊乃至王老吉凉茶等等，都是弘扬民间医药所取得的成果。近现代的中医教育当初完全是政府从民间遴选优秀的中医来举办大学，带博士；首批的30位国医大师，全部有民间中医的经历，80%以上为师徒或家传培养，而非现代的中医院校教育。

现代中医药是在不断汲取民间中医药滋养的过程中成熟发展起来的。中医的历史也几乎是民间中医药的发展史，神农尝百草日遇七十毒，是对中医中药来自民间实践的形象写照。历史上闻名遐迩、流传至今的医学大家，如扁鹊、华佗、张仲景、孙思邈、李时珍以及温病学派代表人物叶桂等无一不是来自民间，成才于民间的。

历代著名医书也大多非官方修撰，经方鼻祖、医圣张仲景，10岁左右时，拜同郡医生张伯祖为师，学习医术。他除了"勤求古训"，还"博采众方"，广泛搜集古今治病的有效方药，民间验方也尽力搜集。他对民间喜用针刺、灸烙、温熨、药摩、坐药、洗浴、润导、浸足、灌耳、吹耳、舌下含药等多种具体治法都一一加以研究，广集资料。经过几十年的奋斗，张仲景收集了大量资料，包括他个人在临床实践中的经验，写出了《伤寒杂病论》十六卷（又名《伤寒卒病论》）。这部著作在公元205年左右写成，起初也仅在江南民间医生中流传，而非官方医药局。到了晋代，御医王叔和加以整理。到了宋代，经过皇家翰林学士的校检，逐渐分为《伤寒论》和《金匮要略》二书，使张仲景的学说更具系统性、逻辑性，著作才开始上官方医药局，并流传到邻国日本和朝鲜。历经金、元、明、清诸医家的实践和勘误，使张仲景的理论和药方与辨证论证变化更具临床操作性和精确性，从而使张仲景的药方成为后世学习中医的必读，逐渐成为中医主流"经方"。

显然，医圣是以师承这一中医几千年的传承方式进行学习，著作内容广泛收集采纳了民间的实践，其著作也是先在民间流传，由民间到官方，经方来自民间。医圣本人，显然是以师承为主要学习形式的民间中医。

药王孙思邈，公元581年出生于一个贫穷农民的家庭。他从小就聪明过人，受到老师的器重，长大后开始爱好道家学说。由于当时社会动乱，孙思邈隐居陕西境内的秦岭太白山中，并渐渐获得了很高的声名。当时的朝廷下令征孙思邈为国子监博士，被他拒绝了。孙思邈在太白山研究道教经典，探索养生术，同时也博览众家医书，研究古人医疗方剂。为了解中草药的特性，他走遍了深山老林，还很重视民间的医疗经验，不断积累走访，及时记录下来，终于完成了他的不朽著作《千金要方》。

从以上事实不难看出：中医药来自民间，民间的实践是中医药产生、发展、壮大的土壤，这是一个基本的事实和规律。我们今天要想很好的发展中医药事业，干好中医药工作，无论是继承还是创新，都不能忽视民间中医药这一中医药的源头，应当正本清源，认识到民间中医药的重要性，重视民间中医药工作。

民间特色诊疗技术应被充分挖掘

中国中医药报   2015年10月26日
作者：刘剑锋

国务院今年连续下发了两个有关中医药的文件《中医药健康服务发展规划（2015—

2020年）》和《中药材保护和发展规划（2015—2020年）》。由此可见，国家和社会对中医寄予厚望，在《中医药健康服务发展规划（2015—2020年）》中明确指出"中医药健康服务主要包括中医药养生、保健、医疗、康复服务，涉及健康养老、中医药文化、健康旅游等相关服务"。

随着医学重心的前移，治疗向预防转变；人们健康意识的提高，老龄化社会的到来，现代医学引起的医源性和药源性疾病的增多，传统上以医疗和康复为主要内容的基本医疗服务，已经不能满足社会需求。

中医在此领域有明显优势，在国家中医药管理局立项支持下，于2009年立项："10种中医养生保健技术操作规范"由我担任课题组长，并于2010年发布实施，之后又发布了8个，这些标准主要以中医非药物诊疗方法为主，主要包括拔罐、刮痧、气色形态手诊、头肩背手足不同部位的保健按摩、足浴、药浴、藏药浴、艾灸等，这些标准的颁布一定程度上满足了社会需求，提升了中医药在养生保健领域的服务能力。但面对强大的社会需求，仍是杯水车薪。

民间中医药能更好满足社会需求

中国的传统医学，简称中医，从技术层面主要由三个部分组成：一是以四大经典、辨证论治、理法方药为主的体系，一直是中医历史和现在的"主流"体系，在我国目前政府举办的医疗、教育、科研、产业、文化等机构中占有主导地位；二是民间中医药，不以经典为依据或不在中医经典理论指导下，以自身生产、生活实践为基础，以单方、验方、独特手法以及相应器具为主，对应病或症状，往往不辨证论治，疗效确切，常常让人称奇；三是民族医学，中国其他55个兄弟民族大多有自己的传统医学，各有理论和方法，丰富多彩，为维护本民族的健康做出了贡献。从民间中医药概念来看，民族医学除藏、蒙、维等医学外，其余属民间医学范畴。

新中国成立60多年来，一方面国家对中医前所未有的重视，成立了副部级的国家中医药管理局，建立了大学、研究院，每县都有中医和民族医院；另一方面，从技术层面看，望、闻、问、切，形成的事实是：百姓看病先伸手摸脉。治疗有导引、按蹻（右半部乔应为乔）、针灸、药物，药物内服外用，内服40多种剂型，几乎只有汤药，从传统中医技术层面已经是本末倒置，传统第四位，现在第一位，服务内容单一。

随着医学关口的前移，"治未病"理念被越来越多的人认可，人们对健康需求，特别是养生养老需求的提高，单纯依靠传统主流辨证论治、理法方药体系的中医药的服务能力远远不够。现在的情况是：辨证论治，服务内容单一，原有的简、便、廉、验优势与现代西医西药相比，变得不明显。造就了现在中医服务能力的下降，甚至在各大中医院中，尤其是中医病房中，"中医"的比重明显下降，辨证论治体系不能满足社会需求。

打造大中医健康服务业，关键是技术和供给。因为现有技术和服务不能满足社会需求，这也是导致相信中医的公众70%以上，而使用中医的不到20%，首选中医更少的主要原因之一。在此情况下，中医路在何方呢？这其中仍有成功的经验可以借鉴：中医的技术资源，民间有着丰富多彩的中医特色诊疗技术，我们熟悉的小夹板固定、手法腰椎间盘复位等方法，极大地增强了中医的竞争力和服务能力。

由于生活形态的变化，颈、肩、腰、腿疼痛，疲劳、睡眠不好等人数众多，这些人大多希望寻求更好的安全、有效、舒适的非药物方法。面对社会需求，提升中医药服务能力，挖掘符合社会需求的中医技术，可以到民间、民族医药中去找寻有特色的中医特色诊疗技术。

特色诊疗技术让中医药具备更强大服务能力

中医特色诊疗技术是中医生存和发展的基础，广义的中医特色诊疗技术是指中医本身具有的，与现代西医学有明显区别的，带有自身特点的中医诊断和治疗技术。如中医的脉诊，可以诊断许多疾病，西医摸脉用来看心跳次数；中医正骨通过手法复位，痛苦少，费用低，患者生活质量高，这些特色诊疗技术显然是中医与现代医学有明显区别的特殊技术，是中医核心竞争力的主要体现。

狭义的中医特色诊疗技术是相对中医主流辨证论治体系有明显区别的诊断和治疗技术，或者说现在教科书上没有使用的诊断和治疗技术，主要包括：特殊的非药物诊断和治疗方法，单方、验方以及药物外治疗法等。这些技术是根植于丰富的中华文化（包括各民族文化）的土壤中，以人的实践体验为基础的特色技术。如耳诊、手诊、现代脉诊、脊背罐诊等，经典没有记载，实践证明有较大诊断价值，如耳诊、手诊、现代脉诊，可以快速、准确诊断出疾病，大大提高了中医的服务能力和竞争力；还有很多特殊典籍和教科书上没有的针刺、艾灸、拔罐、刮痧等方法，实践证明行之有效。

抢救、挖掘、保护、整理、研究、推广这些中医特色诊疗技术，无疑会使中医药具有更强大的服务能力，提升中医核心竞争力。笔者亲眼看见许多民间手法，效如桴鼓。可惜，由于技术持有人大多年事已高，加上复杂的文化等原因，我们眼睁睁地看着不少技术消亡。

因此，打造中医健康服务业，全面提升中医药健康服务能力，挖掘研究民间中医药特色诊疗技术是必由之路！

学院派中医应与民间中医取长补短

中国中医药报　2015年10月29日
作者：刘剑锋

新中国成立以来，经过60多年的发展，中医队伍主要由两部分人组成。院校教育出来的中医，一般称为学院派，是现在中医的主流，优势是接受了系统的理论教育，专科、本科、硕士、博士、博士后，几年甚至10多年，系统进行了理论学习，文化水平高，研究能力强；不足之处是，一部分人由于一系列原因，实践能力相对较弱。

以师承、家传、自学或久病成医等中医传统模式学习中医的民间中医，称民间派，能够生存下来的大多都有一技之长；不足之处是文化水平偏低，研究能力不够。

中医历史上一个常见的现象是：往往只讲述有效病例，我们的中医医案历史上鲜有失败病例，这不是事实！事实是中医很多问题一样解决不了，一部分治好，也会治不好，甚至治死。仅仅讲治好的，治坏、治死的不说，这也是中医给人爱吹嘘印象的原因之一。由于历史原因，我们不能强求古人，但对于现在的民间中医队伍来说，需提高自身文化和科技素养，才能更好地发展。

世界卫生组织认为：传统医学被人们认可，是对其临床效果的肯定，其中的关键在于研究方法的科学性和合理性。历史和实践证明，中医要发展，取得公认的成果，只有学院和民间结合，取长补短，才能进一步推动中医发展。国际上公认的青蒿提取物青蒿素治疗疟疾、砒霜提取物三氧化二砷治疗白血病是最好的证明。历史和实践证明：中医的两支队伍，只有团结协作，取长补短，打破中医历史上的门户之见，打破文人相轻、秘而不传的陋习，中医才能健康发展！

笔者几乎跑遍了国内31个省市，发现即使在现有政策下，许多有真才实学的民间中医生活并不艰难，很多比我们这些体制内的专家、教授要好！当地的卫生管理者经常带我去调研，他们说：我们的不少患者，官方医疗机构束手无策，民间中医治好啦！所以，技术是关键！医学的终极目的，是安全有效解决医疗保健问题，谁能解决好，社会就会最终选择谁！

青蒿素，这一传统医学送给世界的礼物，让屠呦呦研究员获得了今年的诺贝尔奖。据了解，屠呦呦在研究上遇到困难的时候，受东晋葛洪《肘后备急方》里的"又方青蒿一握以水二升渍绞取汁尽服之"17个字的启发，领悟到"水煎"之法可能会因为高温破坏青蒿中的有效成分。据此，她"改用低沸点溶剂，果然药效明显提高"。经过反复试验，最终分离获得的第191号青蒿提取物样品，显示出对疟原虫100%抑制率的令人惊喜的结果，经过后续的系列研究，最终让全球几百万人受益。

在20世纪60—70年代巡回医疗时，哈尔滨医科大学附属第一医院的药师韩太云从姓刘的民间中医那里得知用砒霜、轻粉（氯化亚汞）和蟾酥等可以治疗淋巴结核和癌症。1971年3月，韩太云将它们改制水针剂，称"713"或"癌灵"注射液，通过肌内注射，对某些肿瘤病例见效，曾在当地风行一时，但因毒性太大而放弃。哈尔滨医科大学附属第一医院中医科的张亭栋与韩太云合作继续此项研究工作。1972年后，张亭栋等筛选发现合剂中只要有砒霜就有效，而轻粉带来肾脏毒性、蟾酥带来升高血压的副作用，并无治疗作用。后来的研究者，终于发现从砒霜中提炼出三氧化二砷用于治疗急性早幼粒细胞白血病效果非常好。

如果没有后续的进一步研究，青蒿抗疟仅仅是一个记载而已，砒霜、轻粉和蟾酥等也仅仅是一个民间的中医验方，一个研究方法，可以改变整个世界。朱熹有《观书有感》一诗，"半亩方塘一鉴开，天光云影共徘徊；问渠那得清如许，为有源头活水来。"

民间中医药是中医的源头活水，这是基本的事实，我们谈中医药的继承和创新，都离不开民间中医药的实践；同时，我们也应该清醒地认识到：从源头活水，到供人可以饮用的矿泉水，还需要进一步研究，需要按照时代要求，化验、试用、审批等，才能上市；古老的中医药是伟大的宝库，如果想更好地服务人类，必须研究、总结、提高，才能更好地服务社会。

因此，历史和实践证明：在安全有效的基本标准下，用学院派掌握的先进技术和方法，对民间的经初步实践证明有效的中医技术进行研究，才能实现中医的继承和创新，发展中医，提升中医药服务能力。

中央级公益性科研经费资助民间中医技术研究

科技日报　2014年6月19日　第09版
记者：吴红月

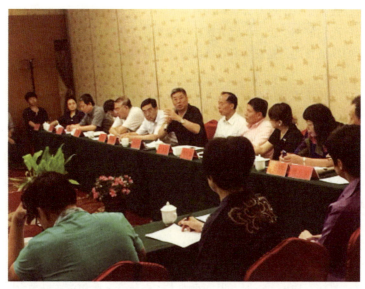

《民间中医特色诊疗技术整理研究》启动会现场

6月11日，《民间中医特色诊疗技术整理研究》课题正式启动。该课题由中央级公益性科研经费资助，由中国中医科学院民间传统医药研究室主任刘剑锋教授担任课题组负责人，是中国中医科学院建院以来第一个挖掘、整理、研究、推广民间中医特色诊疗技术的国家立项课题。刘剑锋告诉《科技日报》记者，该课题的启动与实施得到国家政策扶持，得到国家级科研力量及平台帮助，得到顶尖级管理团队指导，旨在选拔研究民间中医确有效果的特色诊疗技术，提升中医技术惠及大众的服务能力。

民间中医是指民间中医药的人员部分，通过师承、家传、自学等为主要形式学习和掌握中医技术，能够运用中医诊疗技术服务于社会的公民。历代著名的医家如华佗、扁鹊、孙思邈、李时珍等均是民间医生，现代的第一批国医大师也均是师承、家传或自学的民间医生，理论和药方与辨证随证变化更具临床操作性和精确性。

据介绍，广义的中医特色诊疗技术是指中医本身具有的与现代西医学有明显区别的带有自身特点的中医诊断和治疗技术。如中医的脉诊，可以诊断许多疾病，西医只是用来看心跳次数；中医针刺即可达到治疗目的，西医只是给药的一个手段；中医正骨通过手法复位，痛苦少，费用低，患者生活质量高，这些特色诊疗技术显然是中医与现代医学有明显区别的特殊技术，是中医核心竞争力的主要体现。

狭义的中医特色诊疗技术是相对中医主流辨证论治体系有明显区别的诊断和治疗技术，或者说现在教科书上没有使用的诊断和治疗技术，主要包括单方、验方以及药物外治的药物疗法，以及特殊的非药物的诊断和治疗方法。这些技术是根植于丰富的中华文化（包括各民族文化）的土壤中，以人的实践体验为基础的特色技术。如耳诊、手诊、现代脉诊、脊背罐诊等，经典没有记载，实践证明有较大诊断价值，可大大提高中医的服务能力和竞争力；还有各种教科书上没有的手法，其疗效往往比教科书的好。刘剑锋说，"我亲眼看见许多民间手法，治疗效果经常会使人目瞪口呆，可惜，由于技术持有人大多年事已高，我们眼睁睁地看着不少技术消亡，这是中医的宝贵财产，也正是此次课题需要挖掘和研究的目标。"

很多特殊典籍和教科书上没有的针刺、艾灸、拔罐、刮痧等方法，实践证明行之有效。抢救、挖掘、保护、整理、研究、推广这些中医特色诊疗技术，无疑会使中医药具有更强大的服务能力，提升中医核心竞争力。

专家们指出，中医本来就来自于民间，从历史来看，中医从唐代开始才有民间官方之分。新中国成立后，国家在对医疗行为规范过程中，逐渐分化成院校派、民间派。"赤脚医生""乡村医生"是我国特有的并且一直存在的现象，散落在民间，具有鲜明特色的诊疗技术还十分多，因此，课题的挖掘整理意义尤为突出。专家建议，在整理过程中应从技术规范入手，强调保证诊疗技术安全有效，并注重完善标准化建设。

民间中医特色诊疗技术整理研究启动

中国中医药报 2014年6月12日

记者：魏 敏

6月11日，中国中医科学院首个"民间中医特色诊疗技术整理研究"课题在京启动，该课题由中国中医科学院民间传统医药研究室牵头，旨在借助国家级科研力量和平台，深入抢救、发掘、保护、研究中医药民间特色诊疗技术。

课题负责人刘剑锋介绍，该课题以非药物疗法为主要方向，用学院派科研力量研究民间中医特色诊疗技术，用现代研究方法使民间中医药特色诊疗技术落脚在"疗效"上，让确有疗效的民间中医药特色诊疗技术尽可能地揭示其科学内涵。

课题初步筛选采用小样本选样，申报中医特色诊疗技术信息时，对每个技术抽取30~50例小样本进行效果验证。同时，围绕申报项目，通过"百度"搜索基本信息和"中国知网"查询专业信息，没有文献详细记载的方法可入选。研究内容上，将对诊疗技术的操作环节、要点、注意事项、禁忌证等内容进行文字描述。

国家中医药管理局原副局长李大宁提出，民间中医药的开发重点应当放在民营医疗机构，科研设计应重点挖掘有中医特色的传统技术方法，收集大量病历质量及临床观察资料，必要时做实验支持。他建议，先梳理民间中医特色诊疗技术的源脉、特点，优化诊疗操作程序，注重临床疗效评价。

今年3月，国家中医药管理局科技司组织开展中医药传统知识调查工作，重点针对分布在基层、民间的中医药传统知识进行抢救性调查、挖掘和整理，全面掌握中医药传统知识资源状况，为制定中医药传统知识保护名录、建立中医药传统知识保护专门制度奠定基础。目前，该项工作在全国31个省、市、自治区同时铺开，并下设6个分中心，部分中心已对骨干技术人员开展了培训。

民间中医特色诊疗技术整理研究课题在京启动

中国日报网　2014年6月14日
作者：刘　杰　责任编辑：苏　蒙

2014年6月11日上午在北京齐鲁饭店成功举办了《民间中医特色诊疗技术整理研究》课题启动新闻发布会。该课题由中央级公益性科研经费资助，由中国中医科学院民间传统医药研究室主任刘剑锋教授担任课题组负责人，是中国中医科学院建院以来第一个挖掘、整理、研究、推广民间中医特色诊疗技术的国家立项课题！该课题的启动与实施得到国家政策扶持，得到国家级科研力量及平台帮助，得到顶尖级管

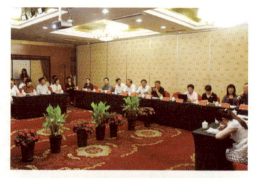

民间中医特色诊疗技术整理研究课题
启动活动现场

理团队指导。课题旨在选拔研究民间中医确有效果的特色诊疗技术，提升中医技术惠及大众的服务能力！

启动仪式由中国医史文献研究所所长柳长华主持，出席此次活动的有国家中医药管理局直属机关党委常务副书记张为佳，中国中医科学院党委常务副书记王炼，中国中医科学院中医药发展研究中心常务副主任陈珞珈，中国民间中医医药研究开发协会会长沈志祥，中国民间中医医药研究开发协会国际针灸合作委员会会长李津丽等领导，专家学者以及民间中医人士和媒体。

刘剑锋指出，民间中医药作为中医药的重要组成部分，挖掘、整理民间中医特色诊疗技术对于打开整个中华文明的宝库都有着重要的意义，而由于历史、文化、管理等原因，这些技术的持有人往往仅仅停留在操作层面，相关的历史、理论以及方法的规范操作等无法进行深入研究，加上"技不外露""传子不传女""教会徒弟饿死师傅"等传统因素，严重制约了这些宝贵方法的传承和发展，导致许多方法濒临消亡，挖掘、整理、验证、推广、保护工作迫在眉睫。

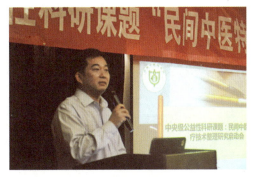

中国中医科学院民间传统医药研究室主任
刘剑锋教授

因此，重视民间、民族医药这支中医药队伍的保护和管理，发挥这支中医药队伍的力量，抢救、挖掘、整理、保护、推广其中确有疗效的中医特色诊疗技术，是全面提高中医药的服务能力不可或缺的。

国家中医药管理局原副局长李大宁提出，民间中医药的定位是——散在民间，

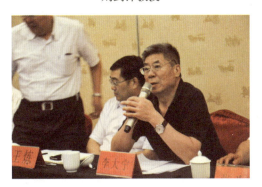

国家中医药管理局原副局长李大宁

有价值的、尚未但需要挖掘整理的中医药特色诊疗技术。民间中医药的开发重点应当放在民营医疗机构，课题组各项研究工作必须在医务人员的指导下，在研究方案论证下进行，做到谨慎严谨。科研设计应重点挖掘有中医特色的传统技术方法，收集大量病历及临床观察资料，必要时做实验支持。他建议，先梳理民间中医特色诊疗技术的源脉、特点，优化诊疗操作程序，注重临床疗效评价。

许多深受民众欢迎的方法技术深藏民间，由于缺少顶层设计与发展规划、政府支持不够或秘而不传等因素，没有全面系统地专项研究，部分行之有效的中医药诊疗技术、方法濒于失传。

据了解，本课题旨在用学院派的科研力量来研究民间中医特色诊疗技术，优势互补，用现代研究方法使得民间中医药特色诊疗技术落脚在"疗效"二字上，使确有疗效的民间中医药特色诊疗技术尽可能地揭示其科学内涵，并得以绵延保存，整合各方资源，团结各方力量，抢救、挖掘、整理、研究、推广濒临消亡的民间中医特色诊疗技术，促进整个中医学的发展和创新，提高中医药的服务能力，丰富中华文明的宝库，使中医梦更强大，中国梦更强大，让中医药更好地服务人类健康。